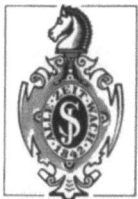

Fortbildung

Operative Medizin

Herausgegeben von
G. Gille · Essen   B. Horisberger · St. Gallen
B. Kaltwasser · Duisburg   K. Junghanns · Heidelberg
R. Plaue · Mannheim

B. Kaltwasser
A. Skuginna
G. Hierholzer

Chirurgie der Knochen und Gelenke

Konservative
Knochenbruchbehandlung

Prä- und postoperative
Behandlung und Pflege

Mit einem Geleitwort von K. Junghanns
Mit 111 Abbildungen

Springer-Verlag
Berlin Heidelberg New York 1981

Bruno Kaltwasser
Leiter des Pflegedienstes

Dr. Armin Skuginna
Facharzt für Orthopädie
Oberarzt

Professor Dr. Günther Hierholzer
Ärztlicher Direktor

Mitarbeiter:

Priv.-Doz. Dr. Rudolf Kleining
Erster Oberarzt der Klinik

Maria Köstermann
Stellv. Stationsschwester

alle an der

Berufsgenossenschaftlichen
Unfallklinik Duisburg-Buchholz
Großenbaumer Allee 250
4100 Duisburg

CIP-Kurztitelaufnahme der Deutschen Bibliothek
Kaltwasser, Bruno
Chirurgie der Knochen und Gelenke Konservative Knochenbruchbehandlung, prä- u postoperative Behandlung u Pflege/B Kaltwasser, A Skuginna, G Hierholzer – Berlin, Heidelberg, New York Springer, 1981
(Fortbildung Operative Medizin)
ISBN-13: 978-3-540-10451-3   e-ISBN-13: 978-3-642-67887-5
DOI: 10.1007/978-3-642-67887-5
NE Skuginna, Armin, Hierholzer, Gunther ,
Fortbildung/Operative Medizin

Geleitwort

Die operative Knochenbruchbehandlung hat in den letzten Jahren einen immer größeren Raum eingenommen. Trotzdem gibt es viele Frakturformen und besondere Umstände, die eine konservative Therapie erfordern. In diesem Band der Reihe ,,Fortbildung" für Schwestern, Pfleger, Ärzte, Krankengymnastinnen und andere Mitarbeiter im Krankenhaus sind die Grundprinzipien der konservativen Knochenbruchbehandlung dargestellt. Besonderer Wert wird auf die Gipstechnik gelegt. Auch die prä- und postoperativen Maßnahmen bei Patienten, deren Bruch eine spätere Operation erforderlich macht, sind aufgeführt. In systematischer Gliederung nach den einzelnen Körperabschnitten wird dem Leser neben den verschiedenen Bruchformen die primäre Therapie und der Verlauf geschildert. Ein weiteres Kapitel beinhaltet die wesentlichen Komplikationen. Insgesamt soll der vorliegende Band für alle Mitarbeiter, die bei der Behandlung von Knochenbrüchen mitwirken, eine Hilfe zur Fortbildung sein. Er soll durch die möglichst praxisbezogene leicht verständliche Darstellung die Kenntnisse der konservativen Knochenbruchbehandlung vertiefen und die prä- und postoperative Betreuung erleichtern.

K. Junghanns
Federführender Herausgeber

Vorwort

Die Behandlung der Knochen- und Gelenkerkrankungen hat sich als ein mehr oder weniger selbständiges Teilgebiet der Chirurgie entwickelt. Parallel der Spezialisierung auf ärztlichem Gebiet ist auch von pflegerischer Seite her ein spezielles Fachwissen erforderlich. Vor allem die korrekte Lagerung und Versorgung eines Unfallverletzten, sowohl prä- wie auch postoperativ, ist für den Heilungserfolg u. a. von wesentlicher Bedeutung. Die möglichen Osteosyntheseverfahren haben die postoperative Versorgung nicht überflüssig gemacht, sondern sind erst in Verbindung damit letzten Endes sinnvoll.

Das vorliegende Buch wendet sich daher insbesondere an Fachschwestern/pfleger, die auf unfallchirurgischen, aber auch allgemein chirurgischen Abteilungen tätig sind.

Die Darstellungen der verschiedenen Knochen- und Gelenkerkrankungen wird vervollständigt durch die Beschreibung der unabdingbaren prä- und postoperativen Versorgungsmöglichkeiten. Um dem Fachpersonal eine Stütze für die praktische Anwendung zu geben, haben wir uns um ein reichhaltiges und vor allem anschauliches Bildmaterial bemüht.

Abschließend möchten wir dem Springer-Verlag für die anschauliche Darstellung von Text und Abbildungen danken, insbesondere Herrn T. Graf-Baumann und Herrn R.-P. Fischer für die gute Zusammenarbeit. Für die Zeichnungen sei besonders Herrn Conford gedankt.

Duisburg, Mai 1981

B. Kaltwasser
A. Skuginna
G. Hierholzer

Inhaltsverzeichnis

1. Anatomie der Knochen und Gelenke, Biomechanik

Das Bewegungssystem setzt sich zusammen aus den Muskeln und dem Knochengerüst (Skelet) mit seinen Verbindungen. Das Skelet dient dem Körper als Stütze und den inneren Organen als Schutz; seine Ausbildung ist für die Gestalt des Menschen von großer Bedeutung.

Das Knochengewebe besteht aus Zellen (Osteozyten) und sehr reichlicher Interzellularsubstanz, verbunden mit anorganischen und organischen Bestandteilen. Die anorganischen sind die in die Knochengrundsubstanz eingelagerten Salze, vornehmlich Kalksalze (Calciumcarbonat, Calciumphosphat, Calciumchlorid, Calciumfluorid, Magnesiumphosphat und andere), welche dem Knochengewebe Härte und Festigkeit verleihen. Knochengewebe entsteht durch die Tätigkeit von Knochenbildungszellen (Osteoblasten). Beim Erwachsenen haben die Histiozyten des Bindegewebes die Fähigkeit, sich im Bedarfsfalle in Osteoblasten umzuwandeln. Die Osteoblasten legen sich zu epithelartigen Strängen zusammen, scheiden nach allen Seiten kollagene Fasern und zwischen diese wiederum Knochensubstanz aus, in die dann in Form feinster Körnchen Kalksalze abgelagert werden.

Ihrer Entstehung nach unterscheiden sich zwei Knochenarten:
a) Deck-Beleg, Haut und Bindegewebsknochen
b) Ersatzknochen.

Die Osteoklasten, vielkernige Riesenzelle, bauen die Knochensubstanz wieder ab. Der Knochen ist von einer bindegewebigen Haut (Periost), die Nerven und Blutgefäße führt, umgeben.

Biomechanik

Mechanische Beanspruchungen induzieren bei der Knochenbildung und der Knochenbruchheilung biologische Vorgänge (Biomechanik). Pauwels Hypothese, daß dafür nur zwei mechanische Reize, Zug und hydrostatischer Druck, infrage kommen, ist experimentell bestätigt worden.

Unter Zugbeanspruchung entwickelt sich als zugfestes Bauelement die kollagene Bindegewebsfaser, unter Druckbeanspruchung als druckfestes Bauelement die Knorpelzelle. Geschützt vor direkter mechanischer Beanspruchung kann dann die Knochenzelle ausreifen, die allein in der Lage ist, eine zusammengesetzte Beanspruchung aufzunehmen. Der funktionelle Umbau zu definitivem Lamellenknochen erfolgt ebenfalls durch mechanische Induktion. Während des Lebens steht der An- und Abbau des Knochengewebes in einem Fließgleichgewicht. Regelgröße für diesen biologischen Prozeß ist die Spannung im Knochengewebsquerschnitt, die durch die jeweilige Beanspruchungsart hervorgerufen wird.

Wir unterscheiden je nach Form:

a) Röhrenknochen
   finden wir bei den oberen und unteren Extremitäten und unterscheiden die Diaphyse und die jeweils angrenzende Meta- und Epiphyse. Bei einem Schnitt durch den Röhrenknochen erkennt man, daß im Schaftbereich die Knochensubstanz dick ausgebildet ist (Kompacta). Die Kompacta umschließt den Markraum. Im Bereich der Epiphysen ist die Kompacta nur dünn ausgebildet, während die Spongiosa überwiegt.

b) Platte Knochen
   sind flächenhafte Knochen (Schädelkalotte-Beckenknochen und Schulterblätter), die aus einer engmaschigen Spongiosasubstanz bestehen (Diploe) und von einer Rindenschicht (Kortikalis) umgeben sind.

c) Kurze Knochen
   sind beispielsweise Hand- und Fußwurzelknochen (innen Spongiosa, außen Kortikalis)

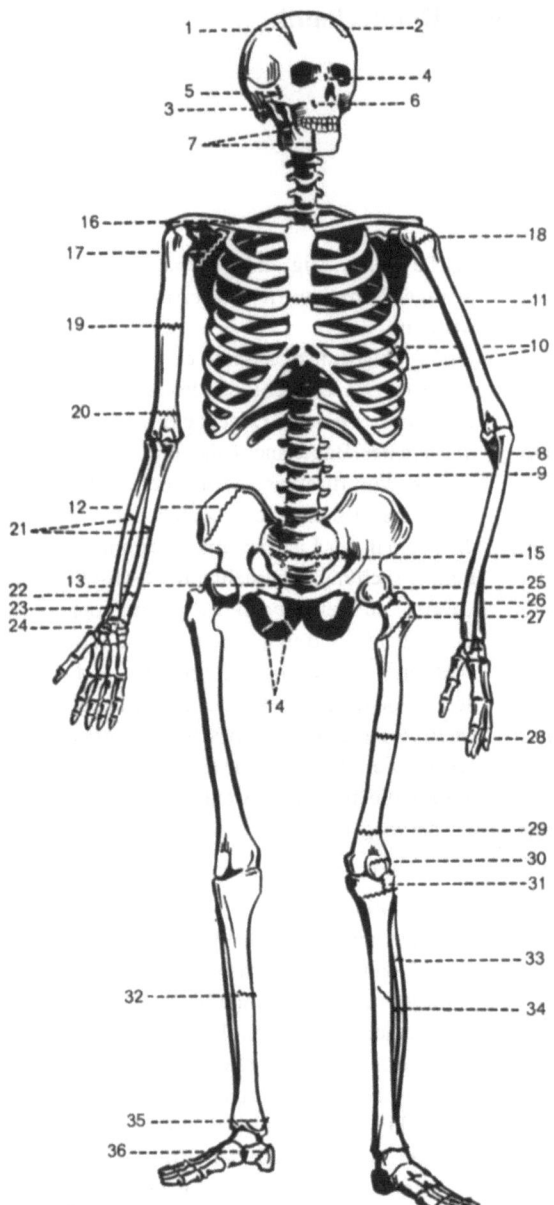

Abb. 1.1 Lokalisation der am häufigsten vorkommenden Knochenbrüche

1 Berstungsbruch des Schädeldaches *2* Biegungsbruch des Schädeldaches (Impressionsfraktur) *3* Schädelbasisbruch *4* Nasenbeinbruch *5* Jochbeinbruch *6* Oberkieferbruch *7* Unterkieferbrüche *8* Bruch eines Wirbelkörpers *9* Bruch des Dornfortsatzes eines Wirbels (im Bild nicht sichtbar) *10* Rippenbrüche *11* Brustbeinbruch *12* Bruch der Beckenschaufel *13* Schambeinbruch *14* Sitzbeinbrüche *15* Kreuzbeinbruch *16* Schlüsselbeinbruch *17* Schulterblattbruch *18* Oberarmkopfbruch *19* Oberarmschaftbruch *20* suprakondylärer Oberarmbruch *21* Unterarmschaftbruch (Bruch v. Elle u. Speiche) *22* Bruch im körperfernen Abschnitt der Elle *23* typ. handgelenknaher Speichenbruch *24* Kahnbeinbruch *25* medialer Schenkelhalsbruch *26* lateraler Schenkelhalsbruch *27* pertrochanterer Oberschenkelbruch *28* Oberschenkelschaftbruch *29* suprakondylärer Oberschenkelbruch *30* Kniescheibenbruch *31* Schienbeinkopfbruch *32* Schienbeinbruch *33* Wadenbeinbruch *34* Unterschenkelbruch (Bruch von Schien- u. Wadenbein) *35* Innenknöchelbruch *36* Fersenbeinbruch

d) Unregelmäßig geformte oder pneumatisierte Knochen
sind einige Knochen des Gesichtsschädels (Nebenhöhlen der Nase, Stirnhöhle, Oberkieferhöhle)

Gelenke, Diarthrosen

In den Gelenken sind zwei oder mehr Knochen beweglich miteinander verbunden. Die Gelenkflächen der Knochen werden nach ihrer Form als Gelenkkopf (kugelig) bzw. als Gelenkpfanne (Konkav) bezeichnet.
Kopf und Pfanne sind stets von dem Gelenkknorpel überzogen. Die Gelenkkapsel dient der Verbindung beider Skeletstücke und schließt

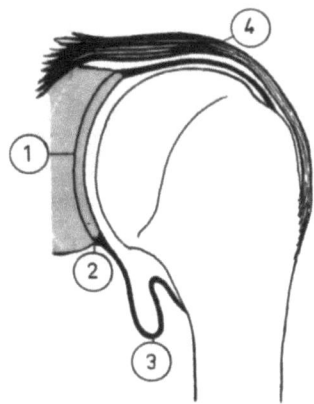

Abb. 1.4. Spezielle Anatomie des Schultergelenkes
1 Flache, kleine Pfanne, *2* Limbus, *3* Kapsel, *4* Ligamentum coracohumerale

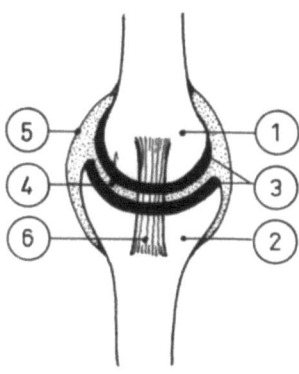

Abb. 1.2. Schematische Anatomie der Gelenke
1 Gelenkkopf, *2* Gelenkpfanne, *3* hyaliner Knorpelüberzug, *4* Gelenkspalt mit Gelenkflüssigkeit, *5* Gelenkkapsel, *6* Bandapparat

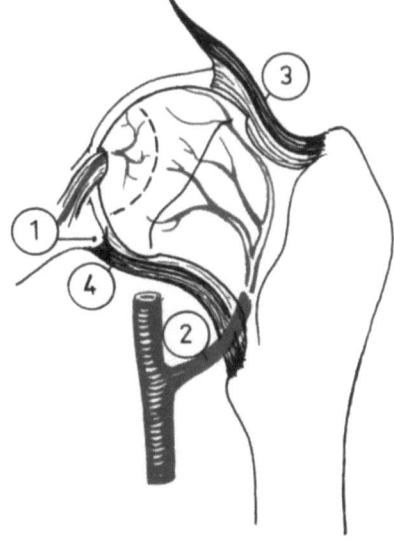

Abb. 1.5. Spezielle Anatomie des Hüftgelenkes
1 Labium acetabuli, *2* Blutversorgung des Hüftkopfes, *3* Ligamentum iliofemerale, *4* Ligamentum ischiocapsulare

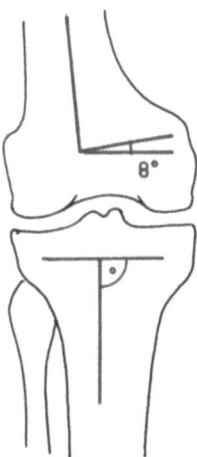

Abb. 1.3. Achsenverhältnisse am Kniegelenk

das Gelenk gegen die Umgebung ab. Sie besteht aus einer äußeren derben, faserigen Bindegewebsschicht (Membrana Fibrosa), die in die Knochenhaut übergeht, sowie einer zarten inneren Schicht (Membrana synovialis), die die Eigenschaft besitzt, Gelenkflüssigkeit abzusondern, um ein reibungsloses Gleiten der Gelenkflächen zu ermöglichen.

Nach unterschiedlichen Bewegungen unterscheiden wir:

Einachsige Gelenke, auch Scharniergelenk z. B. Ellenbogengelenk und Gelenke der Fingerglieder. Die Gelenkflächen gleichen einem Zylinder, nur Beugung und Streckung ist möglich.

Drehgelenk z. B. zwischen Elle und Speiche.

Zweiachsige Gelenke:
Sattelgelenk, Bewegungen in zwei Ebenen, Daumengrundgelenk.

Vielachsige Gelenke gewähren eine Bewegungsfreiheit in drei Hauptrichtungen, zwischen denen eine Vielzahl anderer Achsen möglich ist. Kugelgelenk z. B. Schultergelenk und Hüftgelenk.

2. Allgemeine Richtlinien über die konservative und präoperative Behandlung und Pflege

2.1 Aufnahme des unfallverletzten Patienten durch die verschiedenen Rettungswesen (Notarztwagen — Rettungshubschrauber) unter Berücksichtigung der fachgerechten Umlagerung

Erstversorgung am Unfallort

Definition

Ziel der Erstversorgung ist die Abwendung der akuten Lebensgefahr, die Bergung und Erreichung der Transportfähigkeit des Patienten und die Fortführung aller lebenserhaltender Sofortmaßnahmen auf dem Transport.

a) Beurteilen der Notfallsituation,
   Absichern der Gefahrenstelle,
   Bergung des Verletzten.

b) Der Situation entsprechende Lagerung, Beurteilung und Überwachung der lebenswichtigen Funktionen, insbesondere von Kreislauf und Atmung. Falls erforderlich, Schockbehandlung, bei Ateminsuffizienz oder Atemstillstand Intubation.
   Anlegen von Verbänden und Schienen.
   Für die vorübergehende Schienung von Frakturen eignen sich meist aufblasbare Plastikschienen.

c) Abtransport des Verletzten in das am nächsten gelegene und zur Versorgung geeignete Hospital.

2.2 Präoperative Maßnahmen nach der Aufnahme eines Patienten im Zusammenhang der allgemeinen klinischen Untersuchungen einschließlich Labor-, Röntgen- und Funktionsdiagnostik

Beim klinischen Verdacht auf eine Fraktur Anfertigung von Röntgenaufnahmen. In der Regel werden Aufnahmen in 2 Ebenen gefordert, falls erforderlich, zusätzliche Spezialaufnahmen (z. B. Kahnbeinfraktur).

Abbildung der benachbarten Gelenke notwendig.

Bei Femurfrakturen zusätzlich Beckenübersicht.

Verbände bei offenen Frakturen dürfen erst unter hochaseptischen Bedingungen, d. h. im Operationssaal entfernt werden!

Bei Vorliegen einer Indikation zur operativen Versorgung sollte der Eingriff in der Regel innerhalb von 4–6 h erfolgen, da nach dieser Zeit die Schwellneigung im Frakturbereich erheblich zunimmt und ihr Maximum am dritten Tag erreicht. Ist die operative Versorgung aus verschiedenen Gründen nicht sofort möglich (z. B. erforderliche internistische Vorbereitung, Polytrauma), erfolgt die verzögerte Versorgung nach 4–6 Tagen.

Im Vordergrund der präoperativen Maßnahmen stehen die allgemeinmedizinische Vorbereitung des Patienten und die sachgerechte Lagerung.

a) Erhöhte Lagerung der Fraktur auf Kirschner-Schiene, Braun-Schiene, erhöhter Schaumstoffschiene, Kramer-Schiene oder Oberarmabduktionsschiene, um Schwellungen im Frakturbereich zu vermeiden. Regelmäßige Kontrolle der Durchblutung der Akren.
   Bei einer Beinfraktur ist somit die regelmäßige Kontrolle der Füße und Zehen in Bezug auf Farbe, Temperatur und Beweglichkeit unerläßlich.
   Jeder Verdacht auf eine Ischämie oder Nervenfunktionsstörung muß abgeklärt werden. Kontrolle des Verbandes erforderlich! Bei Lagerung des Armes ist auf die Vermeidung einer Ulnarisschädigung zu achten. Peronäusschäden am Bein sind häufig lagerungsbedingt durch Druck auf den Peronäus hinter dem Fibulaköpfchen.

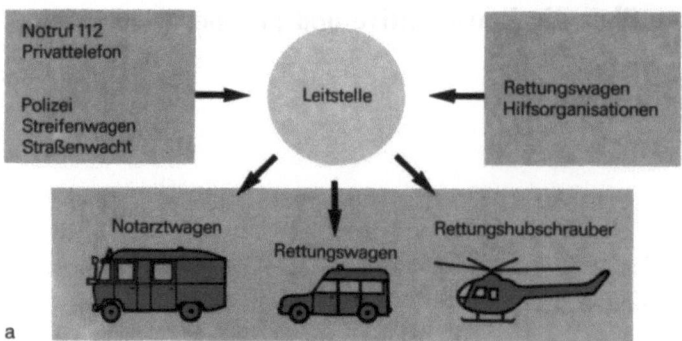

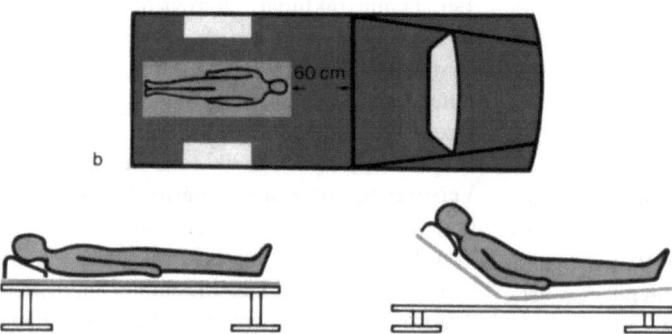

Abb. 2.1. a Aufnahme des unfallverletzten Patienten durch die verschiedenen Rettungswesen (Notarztwagen, Rettungshubschrauber), unter Berücksichtigung der fachgerechten Umlagerung (**b**)

Zur Vermeidung eines Spitzfußes Lagerung des Fußes in Rechtwinkelstellung.

b) Internistische Allgemeinuntersuchung. In der Regel sind zur orientierenden Untersuchung zu fordern:

1. EKG, Thoraxaufnahme
2. Laborchemisch: als Mindestforderung Blutbild, Blutgruppe, Urinbefund.

Bei genügender OP-Vorbereitungszeit Leberwerte, Gerinnung.

Bei Hinweisen auf spezielle Erkrankungen entsprechend ergänzende Untersuchungen.

Bei zu erwartendem größeren Blutverlust Kreuzen von genügend Konservenblut.

2.3 Präoperative Behandlung bei Notfallsituationen

Aus der Allgemeinuntersuchung ergibt sich gelegentlich ein Hinweis auf Begleiterkrankungen, die je nach Schweregrad eine absolute oder relative Kontraindikation darstellen können. Die Wertigkeit der Schwere einer Begleiterkrankung wird mit dem therapeutischen Erfordernis des geplanten Eingriffs verglichen.

Wir unterscheiden

a) eine absolute Kontraindikation
b) eine relative Kontraindikation.

Bestimmte Begleiterkrankungen erfordern eine mehrtägige, internistische Vorbereitungszeit, um den Allgemeinzustand eines Patienten zu verbessern. Ein Schockzustand muß erst beherrscht werden. Der Patient muß in einen operablen Zustand gebracht werden.

2.4 Operationseinwilligung und Nottestament

Die Einwilligung des Patienten zu einem operativen Eingriff ist eine gesetzliche Notwendigkeit. Eine Ausnahme stellt die Abwendung einer lebensbedrohlichen Situation dar.

Bei Minderjährigkeit (bis 18 Jahre) des Patienten ist die Einwilligung der Erziehungsberechtigten einzuholen.

Der Patient hat das Recht; über die Diagnose, die Art des geplanten Eingriffes und die Narkose aufgeklärt zu werden. Mögliche Risiken und Folgeschäden müssen mitgeteilt werden.

Nach entsprechender Unterrichtung erteilt der Patient in der Regel eine schriftliche Einwilligung.

2.5 Prämedikation

Zu jeder Narkose gehört heutzutage eine Prämedikation. Der Anästhesist hat sich − sofern dies der Zustand des Patienten zuläßt − über Vorerkrankungen und bestehende Erkrankungen unterrichtet. Die Prämedikation wird individuell und der Situation entsprechend gegeben. Am Abend vor der Operation wird ein Sedativum oder leichtes Schlafmittel verabreicht. Die Prämedikation, meist eine halbe Stunde vor Operationsbeginn, schließt die Gabe von Atropin ein.

2.6 Vorbereitung des Operationsfeldes

a) Peinlichste Körperpflege
Wenn es die Situation des Patienten zuläßt, soll er ein Vollbad nehmen, wenn nicht, soll er gründlichst gewaschen werden.

b) Großflächige Rasur
Diese schließt an den Extremitäten den Frakturbereich und die angrenzenden Gelenke ein.

c) Umfangreiche Desinfektionsmaßnahmen des Operationsfeldes
Das gesäuberte und rasierte Operationsfeld wird bei genügender Vorbereitungszeit mit einem Hautdesinfektionsmittel behandelt und mit keimfreiem Verband abgedeckt. Unmittelbar vor der Operation wird der Verband entfernt und es erfolgt die abschließende Desinfektion durch den Operateur.

2.7 Konservative und präoperative Behandlung durch Gipsverbände

2.7.1 Allgemeines

Die Verwendung von Gips für technische und künstlerische Zwecke ist bereits seit dem Altertum bekannt. So konnte man Gips im Mörtel der über 4000 Jahre alten Pyramide des Cheops sowie in den Ruinen des sagenhaften Königs Minos auf der Insel Kreta nachweisen. Erst viel später wurde er im Vorderen Orient zur Ruhigstellung gebrochener Gliedmaßen genutzt. Chemisch besteht der Gips aus schwefelsaurem Kalk ($CaSO_4$) und zwei Molekülen H_2O. Durch Brennen wird der Gips entwässert und erlangt so die Fähigkeit, durch Zugabe von Wasser zu erhärten.

Gründe der Anwendung von Gipsverbänden:
Ruhigstellung und Korrektur von Deformationen des Skeletes.
Ruhigstellung und Schienung von Frakturen und Verrenkungen im Zusammenhang nach der Reposition.
Ruhigstellung der Extremitäten nach operativen Maßnahmen.
Ruhigstellung der Extremitäten bei Entzündungen der Gelenke sowie Weichteile.
Gipsmodellabnahme zur prothetischen Versorgung.

Das Anlegen eines Gipsverbandes ist eine künstlerische Tätigkeit, die man bis in alle Einzelheiten beherrschen sollte. Es muß besonders darauf geachtet werden, den Gips so anzumodellieren, daß mit Hilfe einer unterschiedlichen Polsterung keine Druckstellen entstehen und somit keine Haut- und Nervenschäden auftreten können.

Folgende Punkte sind beim Anlegen eines Gipsverbandes zu beachten:
a) Auf gute Hautverhältnisse achten.
b) Polsterung nach entsprechender Methodik (Synthetische Watte, Stülpa-Überzug, Filz, Zellstoff, Schaumstoff, Kreppapierbinden)
c) Vermeidung von Gelenkfehlstellungen, z. B. Spitzfußstellung.
d) Das Kniegelenk sollte in einem Winkel von 10° gebeugt sein.

Vor Erteilung Ihrer Genehmigung zu dem geplanten
operativen/diagnostischen Eingriff

werden Sie darauf hingewiesen, daß ein Heilerfolg nicht mit Sicherheit vorausgesagt werden kann. Es muß, wenn auch in seltenen Fällen, insbesondere an nachfolgende Komplikationen gedacht werden:

1. Thrombosen, Embolien   2. Wundheilungsstörung, Knochen-/Gelenkentzündung
3. Nervenschädigung   4. Bewegungseinschränkung eines Gelenkes
5. Metall-/Prothesenlockerung, Metallbruch   6. Leberentzündung
7. Sonstige

Die Aufzählung ist nicht vollständig. Sie werden gebeten, bei der persönlichen Rücksprache mit dem Stationsarzt Ihrerseits Fragen zu stellen und auf persönliche Besonderheiten hinzuweisen.

Einverständniserklärung

Ich bin in einem persönlichen Gespräch von Herrn/Frau Dr. ....
über den vorgesehenen operativen/diagnostischen Eingriff unterrichtet worden. Die Komplikationen sind mit mir besprochen worden.

Weitere von mir gestellte Fragen wurden beantwortet.
Auf eine weitergehende Aufklärung habe ich verzichtet.

Ich/Wir bin/sind mit dem geplanten operativen/diagnostischen Eingriff bei mir bzw. unserem Kinde einverstanden, auch dann, wenn sich während der Operation eine Erweiterung oder Abänderung des Eingriffes als angezeigt erweisen sollte.

den ....

Unterschrift
(bei Minderjährigen: Eltern/gesetzl. Vertreter)

nicht Zutreffendes bitte streichen

Abb. 2.2. Formular der Operationseinwilligung

Nottestament
(Testament durch mündliche Erklärung von drei Zeugen
gem. § 2250 BGB)

.... Uhr (Tageszeit)

Anwesend als Testamentszeugen:

1) ....

(Vor- und Familienname)   (Beruf)   (wohnhaft in)

2) ....

3) ....

....

(Vor- und Familienname, Beruf des Erblassers, Geb.-Tag, Geburtsort)

....

(Wohnort)   (Wohnung)

ersuchte um Aufnahme seines/ihres Testamentes. Die oben näher bezeichneten Zeugen begaben sich in

das Zimmer Nr............, wo sie

....

(nur Vor- und Familienname des Erblassers)

im Bett (Notbett, Trage) liegend vorfanden.

Der Erblasser/die Erblasserin ist den Zeugen – nicht – persönlich bekannt.
Die Zeugen verschafften sich jedoch Gewißheit über die Person des Erblassers/der Erblasserin,

1. indem sie sich den mit Lichtbild versehenen Personalausweis/Reisepaß Nr............ des Erblassers/der
Erblasserin vorlegen ließen.

2. der/die ihnen durch den ihnen bekannten

....

(Name der Gewährsperson)
vorgestellt wurde.

oder: Die Zeugen konnten sich über die Person des Erblassers keine volle Gewißheit verschaffen. Er
zeigte aber den Nachweis seiner Person vor.

Mein letzter Wille:

Unterschriften der Testamentszeugen zu

1) ....

2) ....

3) ....

Abb. 2.3. Formular des Nottestamentes (2 Blatt)

e) Beim Anlegen von Gipsschienenverbänden, insbesondere im Bereich der Finger, des Hand- und Ellenbogengelenkes sollte die Funktionsstellung Beachtung finden.

f) Eine Körperpartie kann nur dann wirklich ruhiggestellt werden, wenn die Ausdehnung des Gipsverbandes groß genug gewählt wird. Bei Extremitätenfrakturen gilt die Regel, daß die beiden benachbarten Gelenke mitfixiert werden müssen.

2.7.2 Gipstechnik und das dazugehörige Instrumentarium

Gipstechnik. Bei der Anlegung eines gepolsterten oder ungepolsterten Gipsverbandes, der bei den Patienten unter Umständen einige Wochen belassen wird, muß in erster Linie Wert darauf gelegt werden, daß die darunter liegende Haut nicht unnötigen Belastungen ausgesetzt wird. Liegen irgendwelche Hautdefekte vor, so bedarf es vor Anlegen des Verbandes einer ausreichenden Hautpflege. Bei dem gepolsterten Gipsverband streift man über den entsprechenden Kör-

perteil zuerst einen Stülpa-Verband, der in jedem Fall faltenlos anliegen muß. Für die weiteren Polstermaßnahmen werden Schaumstoff, Filz, synthetische Watte und Zellstoff benötigt. Die Polsterung soll nach allgemeiner Erfahrung nicht zu dick sein. Besonders gefährdete Stellen, wie Knöchelgegend, Fibulaköpfchen, Spinae usw., erfahren eine besondere Polsterung. Die Fixation des Polsters geschieht durch sorgfältiges Umwickeln mit einer Kreppapierbinde. Vor der Polsterung ist darauf zu achten, daß z. B. an dem einzugipsenden Unterschenkel der Fuß die richtige Winkelstellung einnimmt. Alle Versuche, noch nach den ersten Touren die Stellung zu verbessern, können zu Druckstellen führen. Die Tauchzeit der verschiedenen Gipsbinden ist je nach der Gipsherstellung unterschiedlich. Bei der Verwendung von fixierten Gipsbinden wird jeweils nur eine Binde schräg ins Wasser getaucht (Tauchzeit einige Sekunden, 20° C Wassertemperatur. Sobald keine Bläschen mehr aufsteigen, wird sie herausgenommen und nur leicht ausgedrückt. Beim Anlegen der Gipsbinde sollte jeder Zug vermieden werden. Die Gipsbinden werden nur gerollt. Abstehende Bindenränder werden mit der flachen Hand angestrichen. Bindenenden und Randfäden müssen abgeschnitten werden. Jeder Griff mit den Fingern kann eine Delle formen, die dann innen auf die Haut drückt. Es soll flächig und nicht punktförmig angefaßt werden. Während die eine Hand die Binde herumrollt, streicht die andere dauernd die Oberfläche flach, um die Schichten gut miteinander zu verbinden. Ist der Verband dick genug aufgetragen, so wird er bis zum Beginn der Abbindung geglättet. Vorspringende Knochenpunkte werden gut ausmodelliert.

Jeder angelegte Gipsverband muß in den ersten 24 h gewissenhaft überwacht werden. Es ist auf Farbe, Schwellung, Beweglichkeit, Sensibilität und auf Schmerz der Finger und Zehen zu achten. Finger und Zehen sollen aktiv beweglich und gut durchblutet sein (Zirkulationsstörung).

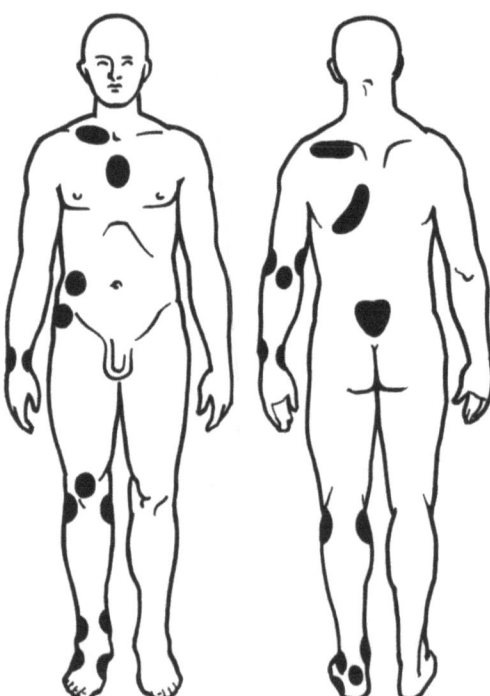

Abb. 2.4. Markierungsstellen, die beim Anlegen eines Gipsverbandes eine Polsterung erforderlich machen

Gipsinstrumentarium. Beim Anlegen eines Gipsverbandes ist außer einer Schere kein weiteres Instrumentarium erforderlich. Dagegen bei der Abnahme sowie Korrektur kommen die verschiedenartigsten Instrumente zur Anwendung.

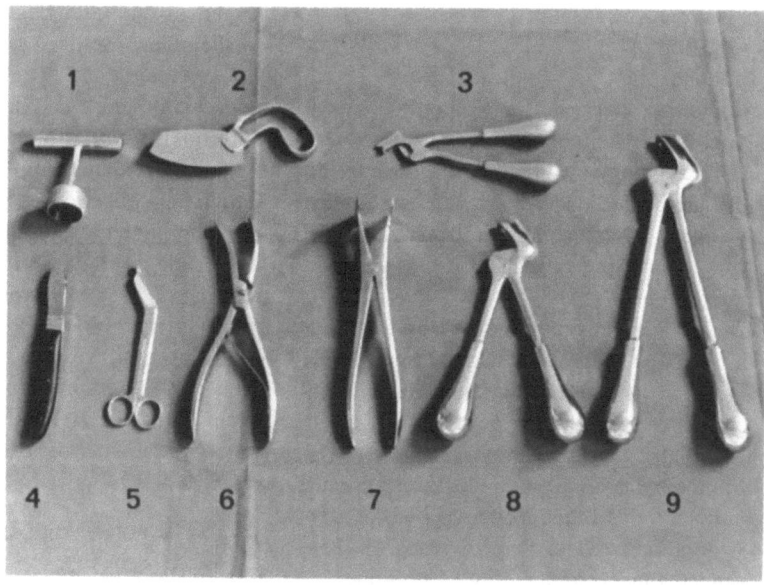

Abb. 2.5. Gipsinstrumentarium. *1* Gipsfräßbohrer, *2* Gipshandsäge, *3, 8, 9* kleine, mittel und große Gipsstanze nach Stille, *4* Gipsmesser, *5* Verbandsschere, *6* Rabenschnabel nach Wolff, *7* Gips-Spreizer

- Kleine und große Gipsstanze nach Stille
- Gipsmesser
- Kleiderschere mit Drahtschneider
- Rippenschere nach Gluck
- Rabenschnabel nach Wolff
- Verbandsschere
- Gipsfräßbohrer
- Gipsspreizer nach Böhler
- Elektrische Gipssägen (oszillierendes, nicht drehendes Sägeblatt)
- Elektrogipsschere (Pendula)

2.7.3 Anwendung der verschiedenen Gipsarten (Longetten, zirkulärer Gipsverband)

Gipsbinden werden in verschiedenen Ausführungen angeboten:
Streugipsbinden und Schnellgipsbinden oder fixierte Gipsbinden.

Streugipsbinden. Diese Verarbeitungsform hat bei uns nur noch historische Bedeutung. Es wird Gipspulver auf eine Gaze gestreut und das Ganze ausgewickelt. Damit beim Durchwässern kein Gipsverlust entsteht, wird die aufgewickelte Binde in saugfähiges Filterpapier verpackt.

Schnellgipsbinden. In der heutigen Zeit wird die Schnellgipsbinde oder fixierte Gipsbinde bei den verschiedenen Gipsanwendungen bevorzugt. Der Gips ist nicht mehr lose eingestreut, sondern durch ein Bindemittel mit dem Gewebe verbunden. Der Arbeitsaufwand hat sich durch die Einführung der Schnellgipsbinde, insbesondere beim Anlegen von Spezialgipsverbänden wesentlich verringert.
Schnellgipsbinden sind in verschiedener Maßausführung bei den Herstellern erhältlich:
- Platrix
- Biplatrix

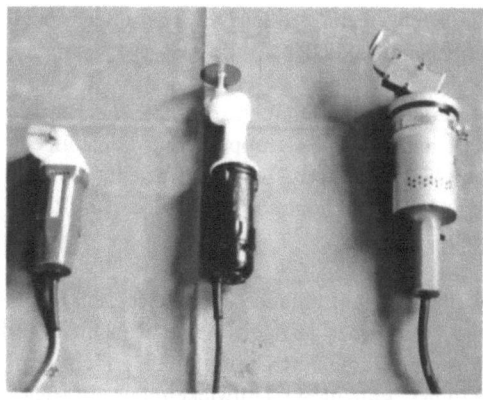

Abb. 2.6. Elektrische Gipsschere und Sage

— Plastrona
— Cellamin
— Cellona
— Gipsersatz Hartschaumverband (neofrakt)
— Gipsersatz Hexcelite Baycast.

Zur Anfertigung von Gipslongetten findet die Schnellgipsbinde in trockenem Zustand ihre Anwendung. Auslegen der Gipsbinde in der gewünschten Länge erfolgt nach zwei verschiedenen Methoden:

a) Die Longette entsteht, indem man die Binde in Schichten aufeinander legt. Die gewünschte Länge der Longette wird am einzugipsenden Körperteil abgemessen und auf einem Tisch lagenweise zusammengelegt.

b) Man faßt das Ende einer oder zweier Binden und läßt die Bindenrollen bei erhobenem Arm einfach fallen. Dann werden die hängenden Bindenbänder durch Zusammenfalten in der Luft halbiert und dieser Vorgang solange fortgesetzt, bis man die nötige Länge und Stärke erreicht hat.

Die Longetten werden angewandt für schienenförmige Gipsverbände oder Gipsverbandsteile und zur Ergänzung für Verbände in der Zirkulärtechnik.

2.7.4 Spezielle Gipsverbände

2.7.4.1 Halsgips (Minerva-Gips)

Indikation. Zur Fixierung von Frakturen und Luxationen nach Repositionen im Bereich der Halswirbelsäule. Der Kopf muß auf einer trichterförmigen, gut angeformten Schale aufsitzen. Diese trägt Hinterhaupt und Unterkiefer und ruht auf einem großen, die Schultern einschließenden Mieder.

Material. Trikotschlauch, synthetische Watte, Schaumstoff, Filz, Kreppapier, 6 Gipslongetten, 12–15 cm breit, sechsfach gelegt, je nach erforderlicher Länge, 6 Gipsbinden, 10–12 cm breit.

Technik. Trikotschlauch wird über den Kopf und Oberkörper gezogen. Arme bleiben frei. Polsterung am Hinterhaupt, Kinn, Hals und Schulter. Faltenloses Umwickeln der aufgelegten Polsterung mit einer Kreppapierbinde.

Nachdem einige zirkuläre Gipstouren gelegt worden sind, werden vorbereitete Gipslongetten aus sechsfacher Lage und entsprechender Breite vom Kinn zum Hinterhaupt, zirkulär um den Hals bis zum Thorax geführt und anmodelliert. Auf beiden Schulterseiten werden zugeschnittene Longetten als Träger aufgelegt. Nach den Gipsbindentouren über sämtliche Longetten erfolgt ein exaktes Ausschneiden sowie Umlegen des Polsters und Modellieren der Gipskanten. Auf gute Beweglichkeit der Schultergelenke muß geachtet werden.

Je nach Indikationen kann dieser Gips nach oben durch einen Kopf-Stirn-Reif und nach unten durch einen Brustgips erweitert werden.

2.7.4.2 Schulter-Arm-Gipsverband (Abduktionsgips)

Indikation. Der Abduktionsgips dient im wesentlichen zur Ruhigstellung der Schulter und des Oberarmes. Die Abduktionsstellung soll einer Kapselschrumpfung vorbeugen. Dieser Gips kommt heutzutage noch bei der konservativen Behandlung von körpernahen Oberarmfrakturen zur Anwendung.

Länge. Es wird gefordert, stets die gesunde Schulter in den Gipsverband einzuschließen und dem Mieder dann durch Anmodellieren an den Darmbeinkämmen weiteren Halt zu geben.

Stellung. Der Abduktionsverband soll das Schultergelenk in Mittellage ruhigstellen. Der Oberarm soll 60–90° seitwärts erhoben und 30–60° vor die Frontalebene geführt sein. (Der abgespreizte Daumen steht bei mittlerer Drehstellung des Vorderarmes zur gesunden Schulter.)

Material. Trikotschlauch für Rumpf und Arm, synthetische Watte, Schaumstoff, drei Kreppapierbinden, zusätzliches Polster wird in die Magengegend gelegt,
fünf 15 cm breite Longetten, zehnfach gelegt,
acht 10 cm breite Gipsbinden,
acht 15 cm breite Gipsbinden.

Technik. Durchführung des Gipsverbandes in sitzender Position, wenn der Zustand des Pa-

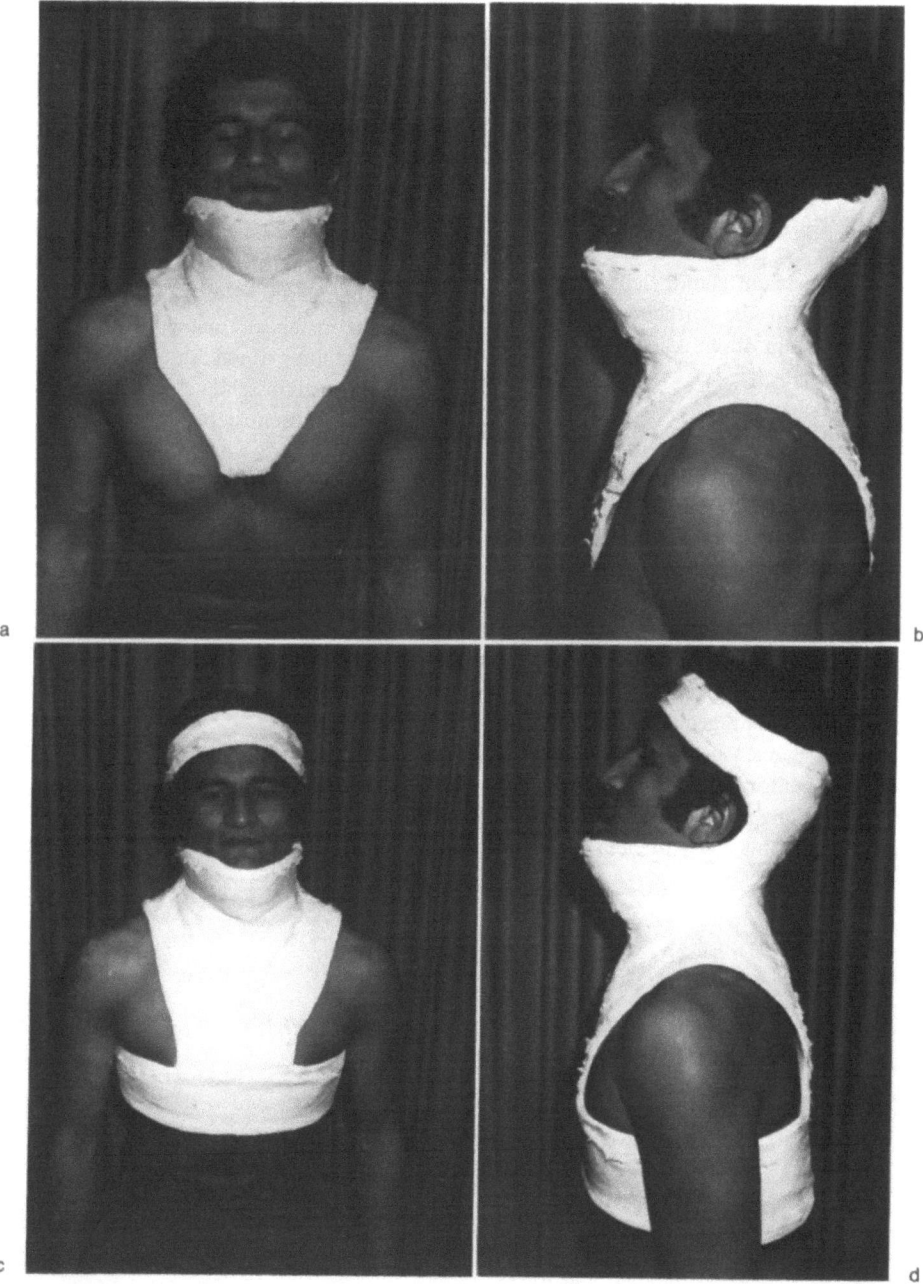

Abb. 2.7. a Schanz-Kragen, **b** Mınerva-Gips, **c, d** Kopf-Brust-Gips

tienten es zuläßt. Die Verantwortung für den guten Sitz eines Abduktionsgipses am Patienten im Sinne einer optimalen Versorgung muß hier von einem gut eingespielten Team getragen werden (drei Personen). Vor dem Anlegen von Gipsverbänden der oberen Extremitäten sollte

zur Vermeidung von Schäden am N. ulnaris und N. radialis sowie von Druckulzera auf eine gute Polsterung geachtet werden. Über den Rumpf sowie Arm wird ein Trikotschlauch gezogen. Polsterung im Bereich der Schulter, Hals, Oberarmkopf, beide Darmbeinkämme sowie Ellen-

13

bogen und Handgelenk mit Schaumstoff oder Filzplatten. In die Gegend des Magens legt man ein Polster. Die aufgelegte Polsterung wird mit einer Kreppapierbinde sowie einigen Gipsbinden zirkulär umwickelt. Im Anschluß erfolgt eine Longettenführung beiderseits für die Schulterstücke, die im vorderen und hinteren Bereich bis zu den Beckenkämmen herabreichen.

Longette für die kranke Armvorderfläche vom Nacken bis zum Handgelenk.

Longette für die seitliche Rumpfpartie vom Beckenkamm durch die Achselhöhle und über die Unterfläche des kranken Armes bis zum Handgelenk.

Longette für die obere und untere zirkuläre Tour am Rumpfstück.

In dieser Reihenfolge werden die Longetten aufgelegt und mit breiten Gipsbinden umwickelt. Auf richtige Winkelstellung des Oberarmes muß geachtet werden. Die Beckenkämme müssen zur Erfüllung der Stützfunktion gut modelliert werden. Alle Randanteile sollten zur Vermeidung von Druckbeschwerden entsprechend geschnitten und geglättet werden. Der Gips wird im Bereich des Magens je nach Ausführung bogenförmig ausgeschnitten. Mit Hilfe von Breitlongetten kann man den Abduktionsgips hemdähnlich zuschneiden und Vorderseite

sowie Hinterseite mit breiten Gipsbinden zirkulär anmodellieren.

2.7.4.3 Oberarmrundgips – dorsale Oberarmgipsschiene

Indikation. Das Anlegen eines Oberarmgipses erfolgt bei Verletzungen im Ellenbogengelenk, im distalen Oberarmbereich und bei allen Unterarmfrakturen, bei denen die Rotationsbewegung ausgeschaltet werden muß; nach Reposition instabiler, distaler Radiusfrakturen; Ruhigstellung durch Anlegen dorsaler und volarer Oberarmgipsschiene nach operativen Maßnahmen (Plattenosteosynthese).

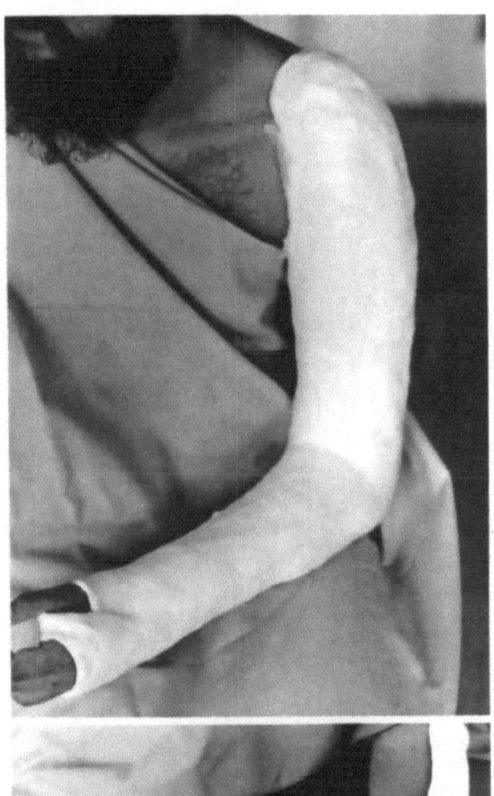

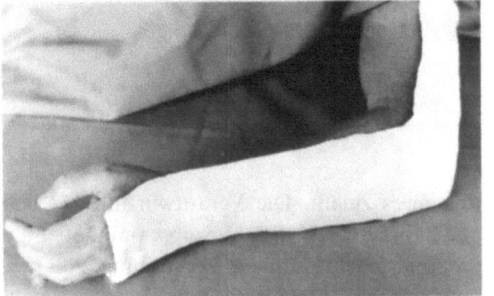

Abb. 2.9. a Oberarmrundgips mit Schulterkappe, **b** dorsale Oberarmgipsschiene

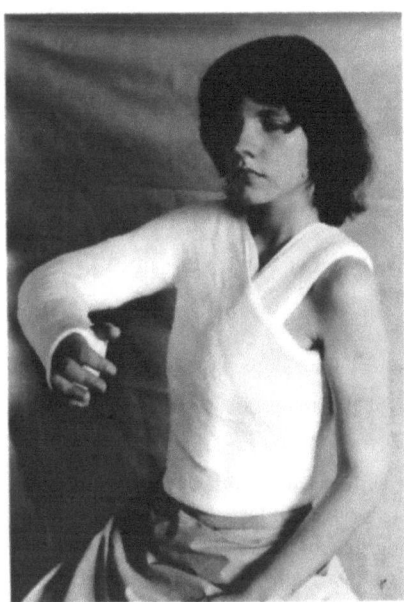

Abb. 2.8. Abduktionsgips rechts

Material. Trikotschlauchverband, Schaumstoffpolster für Handgelenk, Ellenbogengelenk und Oberarmabschluß. Kreppapierbinde. Sechs, 10 cm breite Gipsbinden.

(Bei der dorsalen oder volaren Oberarmgipsschiene, vorgefertigte Gipslongette, 12 cm, zehnfach gelegt, 2 angefeuchtete Mullbinden oder elastische Binde, 10 cm breit.)

Technik. Nach der vorgeschriebenen Polsterung erfolgt das Anwickeln der Gipsbindentouren von distal nach proximal, wobei zwei Drittel der vorangegangenen Gipsbindentour mit umfaßt werden sollte, damit eine glatte Oberfläche erreicht wird. Die erste Bindentour beginnt an den Fingergrundgelenken und endet unterhalb des Oberarmkopfes. Daumen sowie Finger bleiben in den Grundgelenken frei beweglich. Nach entsprechender Anmodellierung Komplettieren des Gipsverbandes nach Umschlagen der Schlauchmullenden. Beim Anlegen einer dorsalen Oberarmgipsschiene wird die gelegte Longette (zehnfach) auf der Streckseite des Armes von der Höhe der Achselhöhle bis zu den Köpfchen der Mittelhandknochen am Handrücken aufgelegt. Im Bereich des Ellenbogens wird die Longette seitlich eingeschnitten und mit einer feuchten Mullbinde zirkulär umwickelt und anmodelliert.

2.7.4.4. Oberarmhängegips mit und ohne Gewicht — Peoelchen-Gips — Gips-U-Schiene mit Schulterkappe

Indikation

a) Oberarmhängegips
Humerusschaftfrakturen im oberen und mittleren Drittel

b) Poelchen-Gips
Zur funktionellen Behandlung der Oberarmkopffraktur. Diese Gipsmethodik hat zum Ziel, am verletzten Arm eine Dauerextension unter gleichzeitiger Bewegungsfreiheit zu ermöglichen.

c) Gips-U-Schiene mit Schulterkappe
Gut reponierbare Humerusschaftfraktur ohne Begleitverletzung (Gefäße, Nerven).
Grünholzfrakturen.

Material

a) Oberarmhängegips
1 m Trikotschlauch, Filz oder Schaumstoff, Kreppapierbinde, lange Oberarmgipslongette, 12 cm breit, achtfach gelegt, 8 Gipsbinden, 10 cm breit.

b) Poelchen-Gips
1,20 m langer Trikotschlauch, lange Oberarmgipslongette mit Einschluß des Oberarmkopfes, 12 cm breit, zehnfach gelegt, Filz oder Schaumstoff oder synthetische Watte, Kreppapierbinde, 2 angefeuchtete Mullbinden, 12 cm breit, Holzrolle für das Handgelenk, Gewicht.

c) Gips-U-Schiene mit Schulterkappe
0,80 m Trikotschlauch, Filz oder Schaumstoff oder synthetische Watte, Papierkreppbinde, 2 angefeuchtete Mullbinden, 12 cm breit, 1 elastische Binde, 12 cm breit, Armtragegurt.

Technik

a) Oberarmhängegips
Der Hängegips reicht von 2–3 Querfingern unterhalb der Achselhöhle bis zu den Fingergrundgelenken. Nach ausreichender Polsterung der Abschlußkanten sowie der Epikondylen und des Olekranons sowie des Processus styloideus erfolgt das Anlegen des Oberarmgipses wie vorher beschrieben. Über dem Processus styloideus und in Verlängerung des Humerus wird je ein Ring aus rostfreiem Material zum Aufhängen um den Hals und zum eventuellen Anhängen eines Gewichtes zur Nachextension befestigt. Durch Versetzen des Ringes über dem Processus styloideus läßt sich die Achsenstellung der aus dem Frakturröntgenbild ersichtlichen Fragmente korrigieren. Auf Druckschädigung des N. radialis in Korrekturstellung muß geachtet werden.

b) Poelchen-Gips
Ein Trikotschlauch wird im Bereich des Unterarmes auf der Vorder- und Rückseite angeklebt. Der Trikotschlauch reicht in der Regel in der Länge über die Fingerspitzen hinaus. Danach erfolgt die Polsterung in gewohnter Weise mit Schaumstoff und Kreppapierbinde bei fast gestrecktem Ellenbogen. Eine lange dorsale Gipslongette, vom Handgelenk bis zum Oberarmkopf reichend, wird aufgelegt und mit einer angefeuchteten Mullbinde zirkulär umwickelt. Der über das Handgelenk hinaus verlaufende

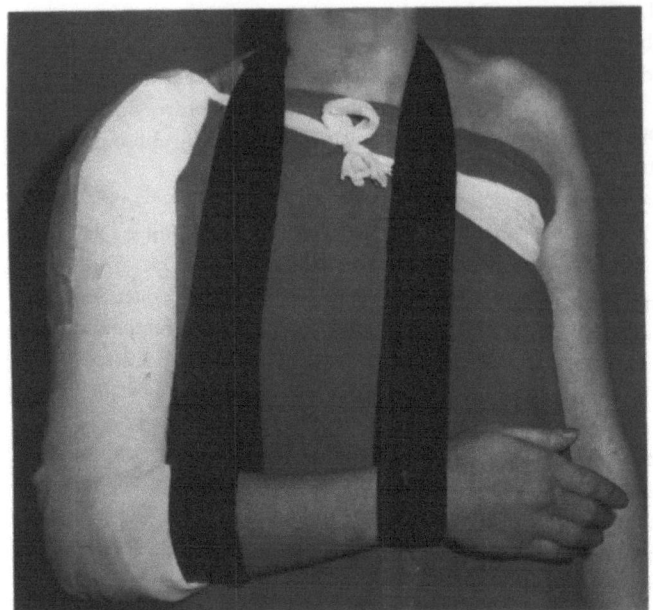

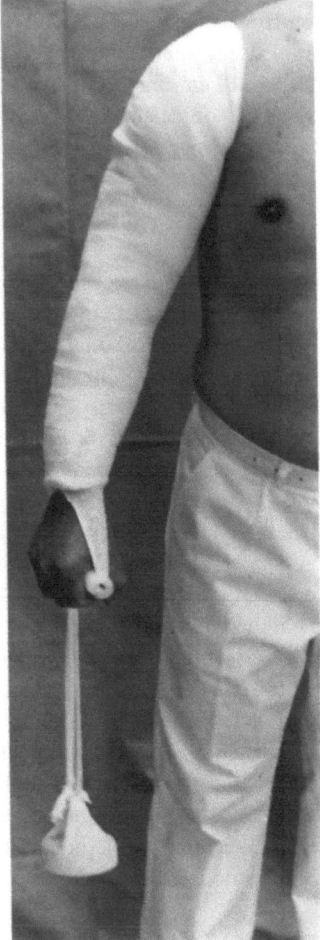

Trikotschlauch dient zur Aufnahme eines Extensionsgewichtes.

c) Gips-U-Schiene

Während des Anlegens der Gips-U-Schiene muß die Fraktur durch steten Zug am rechtwinkelig gebeugten Ellenbogen reponiert gehalten werden.

Reposition in Narkose.

Polsterung der Schulter und des Ellenbogens mit synthetischer Watte und Kreppapierbinde. Die Gipslongette wird von der Axilla um den rechtwinkelig gebeugten Ellenbogen bis zum oberen Schulterrand gelegt. Anwickeln und Modellierung mit 2 angefeuchteten Mullbinden, 12 cm breit.

Nach Abhärten der Longette Fixation mit einer elastischen Binde.

Abb. 2.10. a Oberarmgips-U- Schiene mit Einschluß einer Schulterkappe, **b** Poelchen- Gips rechts

2.7.4.5 Unterarmrundgips – dorsale Unterarmgipsschiene

Indikation

a) Unterarmrundgips

Radiusfraktur (loco classico) nach Reposition und anschließender Stabilität.

Frakturen der Speiche am körperfernen Ende. Ruhigstellung nach operativen Eingriffen (Osteosynthese).

b) Dorsale Unterarmgips-Schiene

Stabile verkeilte, distale Radiusfraktur.

Größere Weichteilverletzungen.

Ruhigstellung bei Weichteilentzündungen im Bereich des Handgelenkes.

Material

a) Unterarmrundgips

Trikotschlauch, Polsterfilz, Kreppapierbinde, drei, 6–8 cm breite Gipsbinden, volare Gipslongette, sechsfach gelegt

b) Dorsale Unterarmgipsschiene

Trikotschlauch, Polsterfilz, Kreppapierbinde, eine 10–12 cm breite Gipslongette, zehnfach gelegt, 2 angefeuchtete Mullbinden, 10 cm breit.

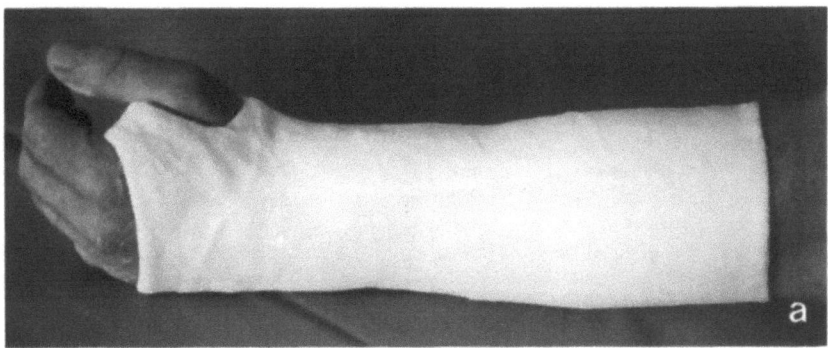

Abb. 2.11. a Unterarmrundgips

Technik

a) Unterarmrundgips

Der Unterarmgips sollte in der Handgelenksmittelfunktionsstellung leicht (15°) nach dorsal flexiert werden. Über die Beugefalte in der Hohlhand darf nicht hinausgegipst werden, und der Faustschluß sollte auf jeden Fall möglich sein. Der proximale Anteil muß im Ellenbogen-

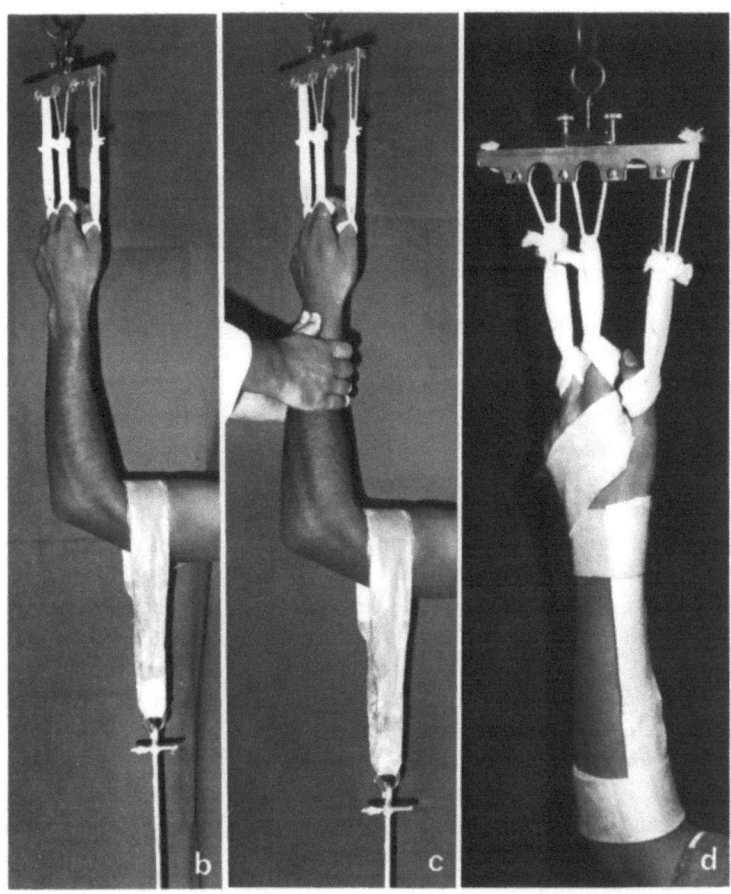

Abb. 2.11. b–d Reposition der Radiusfrakturen mit Hilfe von Mädchenfängern bei rechtwinkliger Ellenbogenstellung und einem Gegengewicht von 3–5 kg Belastung, e–h dorsale Unterarmgipsschiene in Funktionsstellung (e–h, s. S. 18, 19)

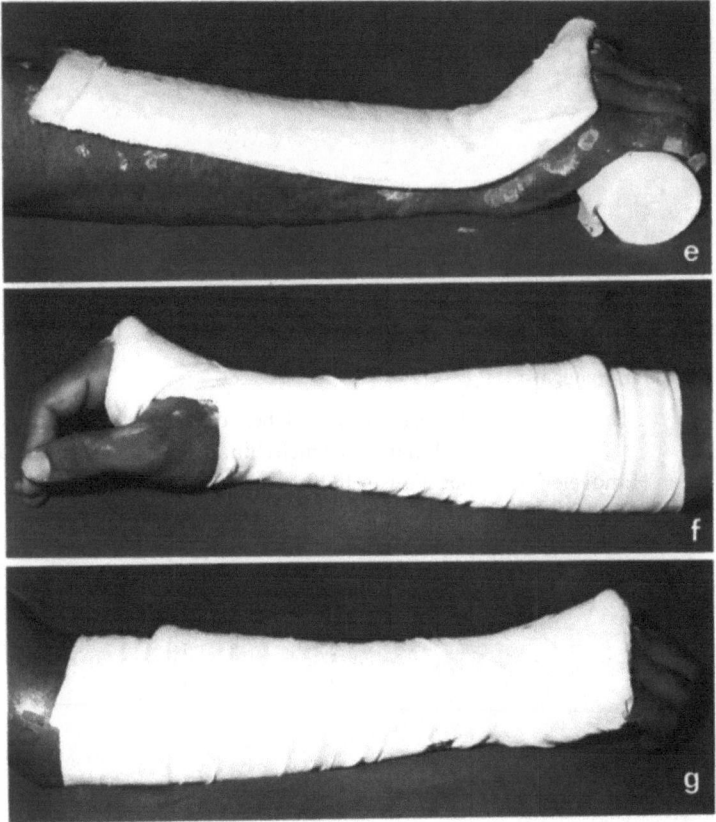

Abb. 2.11 e–g

gelenk eine mühelose Beugefähigkeit von 90° und eine Streckung von 180° zulassen.

Vor der Reposition wird ein Trikotschlauch über den Arm gezogen. Der Daumen wird vom Trikotschlauch freigelassen. Eine Reposition wird am aufgehängten Unterarm und mit Hilfe von Mädchenfängern bei rechtwinkeliger Ellenbogenstellung und einem Gegengewicht von 3 × 5 kg Belastung durchgeführt.

Polsterung Handgelenk sowie Ellenbogenabschluß mit synthetischer Watte oder Schaumstoff und je nach Indikation nur mit einer Kreppapierbinde.

Anwickeln von 2 Gipsbinden von distal nach proximal. Verstärkung durch eine volare Gipslongette. Zirkuläres Anwickeln mit 2 weiteren Gipsbinden mit entsprechendem Modellieren der Abschlußkanten (Fingergrundgelenk – Ellenbogenabschluß).

b) Dorsale Unterarmgipsschiene

Hand in Funktionsstellung (leichte Dorsalflexion und evtl. leichte Ulnarduktion).

Das Daumengrundgelenk bleibt jedoch frei.

Leichte Polsterung mit Trikotschlauch und Kreppapierbinde.

Eine Gipslongette wird von den Köpfchen der Mittelhandknochen bis 2 cm unterhalb des Ellenbogens dorsal auf den Unterarm aufgelegt. Die Schiene wird mit 2 angefeuchteten Mullbinden umwickelt und anmodelliert. Einige Touren der Mullbinden gehen dabei durch den Winkel zwischen Daumen und Zeigefinger über den Handteller zum Unterarm zurück. Nach dem Anlegen der dorsalen Gipsschiene müssen die Finger in allen drei Gelenken frei beweglich bleiben.

2.7.4.6 Kahnbeinrundgips – dorsale Kahnbeingipsschiene

Indikation. Ruhigstellung bei Kahnbeinfrakturen.

Material. Trikotschlauch, Polsterung von Handgelenk und Ellenbogengelenk mit Schaumstoff

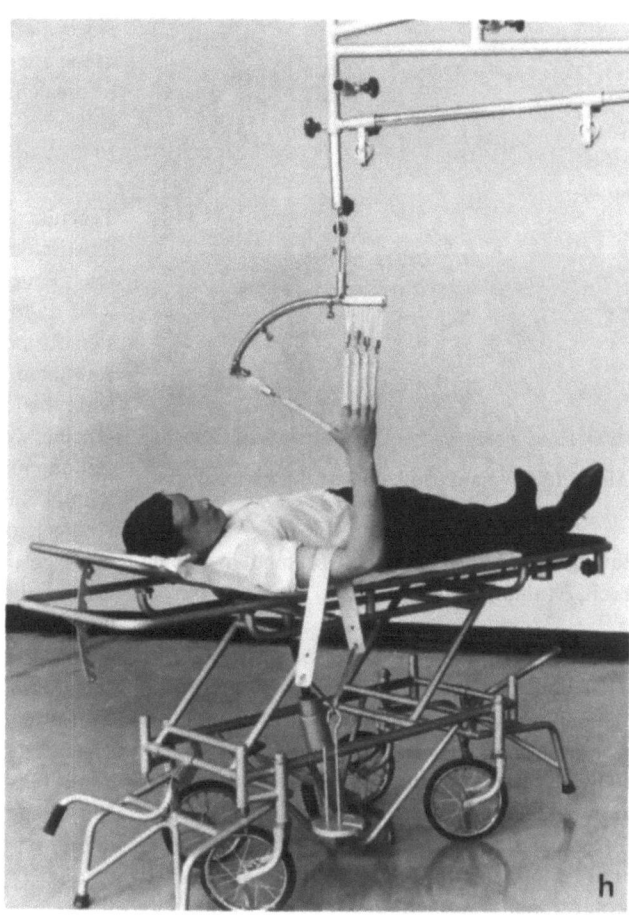

Abb. 2.11 h

oder synthetischer Watte, Kreppapierbinden, vier 8–10 cm breite Gipsbinden, 1 Longette, 12 cm breit, zehnfach gelegt.

Technik. Zur Ruhigstellung nach einer Kahnbeinfraktur sollte unterschiedlich ein Unterarm – oder Oberarmgips angelegt werden, der hier in seiner Funktion einen besonderen Stellenwert besitzt.
Polsterung und Anmodellierung der Gipsbinden wie beim Unterarmrundgipsverband mit Einschluß des Zeige- und Mittelfingermittelgelenkes und bis zum Daumenendgelenke in Funktionsstellung, d. h. in Oppositionsstellung.

2.7.4.7 Volare und dorsale Fingergipsschienen

Indikation. Frakturen, Luxationen, Distorsionen, Weichteilverletzungen, Entzündungen der Fingergelenke und Sehnen, Panaritien und Phlegmonen. Nach operativen Maßnahmen (Kirschner-Drahtfixation).

Material. Trikotschlauch, synthetische Watte, Kreppapierbinde, 1 Longette, 12 cm breit, zehn-

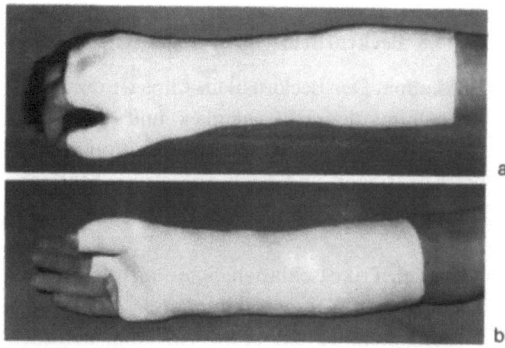

Abb. 2.12 a, b. Unterarm-Kahnbein-Rundgips, **a** dorsale und **b** volare Sicht

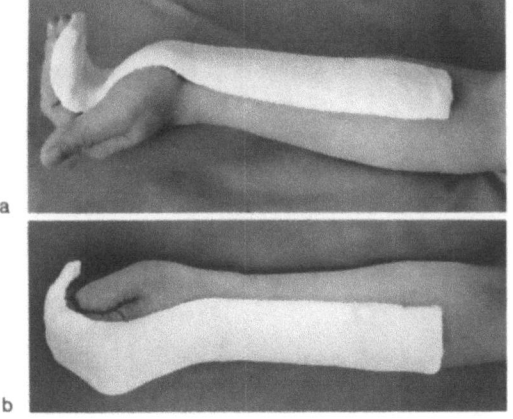

Abb. 2.13. a Volare und **b** dorsale Fingergipsschiene

fach gelegt, 2 angefeuchtete Mullbinden, 10 cm breit, Mullkompressen.

Technik

a) Stellung der Hand bei der volaren Fingergipsschiene in Supination und Dorsalextension Finger in mittlerer Beugung,

b) bei der dorsalen Fingergipsschiene in Pronation und Dorsalextension Finger in mittlerer Beugung. Nach Polsterung mit Trikotschlauch und Krepppapierbinde und Einlegen von Mullkompressen zwischen den Fingern wird die zugeschnittene Longette mit 2 angefeuchteten Mullbinden am Unterarm einschließlich Fingern fixiert und in Funktionsstellung anmodelliert. Die Schiene soll die Fingerkuppe überragen. Nach dem Erhärten des Gipses wird die Polsterung durchgehend aufgeschnitten und die Schiene mit einer Binde umwickelt.

2.7.4.8 Becken-Bein-Gipsverband (Gipshose)

Indikation. Der Becken-Bein-Gips wird zur Ruhigstellung des Hüftgelenkes und des Oberschenkels angewandt (nach Repositionen, evtl. bei Luxationen und nach operativen Maßnahmen).

Material. Trikotschlauch, Schaumstoff, synthetische Watte, Kreppapierbinden,
5 Longetten, 15 cm breit, 1m lang, achtfach gelegt, fünf 20 cm breite Gipsbinden,
5 Longetten, 20–30 cm lang, achtfach gelegt,

1 dorsale Longette für das kranke Bein (Holzspäne zur Verstärkung),
1 dorsale Longette für das gesunde Bein von der Hüfte bis zur Kniekehle,
20–30 Gipsbinden, 15 cm breit.

Technik. Der Patient wird auf einem Spezialgipstisch mit Extensionsmöglichkeiten gelagert. Die Bewegungsausschaltung im Hüftgelenk wird dadurch erreicht, daß der Gips die untersten Rippen mit einschließt. Fuß und Bein der verletzten Seite sowie das Bein der gesunden Seite, bis 1 1/2 Querfinger oberhalb der Kniescheibe, werden in den Gipsverband zur Ruhigstellung mit einbezogen. Symetrisch werden am Rumpf die Hüftgelenke um 20° abduziert, das Kniegelenk in 10°- und das obere Sprunggelenk in Neutral-Null-Stellung eingegipst, wobei Längs- und Quergewölbe am Fuß gut anmodelliert werden sollten, im Sinne einer, den vorhandenen anatomischen Verhältnissen entsprechenden Fußeinbettung. Bei evtl. reponierten Frakturen sollte während der Fixation das Bein sorgfältig gehalten werden. Wenn beim Anlegen dieses Gipsverbandes genügend Assistenten zur Verfügung stehen, kann dieser Verband in einem Guß von oben nach unten hergestellt werden.

Polsterung. Trikotschlauch, Schaumstoff oder synthetische Watte.
Fixierung der aufgelegten Polster mit Kreppapierbinden.
Besondere Beachtung der ausreichenden Polsterung sollte im Bereich von Darmbeinstachel, Darmbeinkamm, Darmfortsätzen sowie Kreuzbein gelegt werden (Extrapolster für die Magengegend). Der Verband muß im Bereich des Hüftgelenkes eine gewisse Festigkeit besitzen. Mit 20 cm breiten Binden werden drei Schichten zirkulärer Bindentouren und zwischen diese Schichten zweimal ein System von Verstärkungsschienen gelegt. Die erste zirkuläre Schicht verläuft in spiraliger Bindenführung vom oberen Rand bis zum Schambein, dann im Akrenverband über die Schenkelbeuge zum Oberschenkel bis knapp oberhalb des Kniegelenkes. Dann folgen zwei, je 1 m lange Gipslongetten von der vorderen Darmbeingegend der gesunden Seite über die kranke Hüfte zum

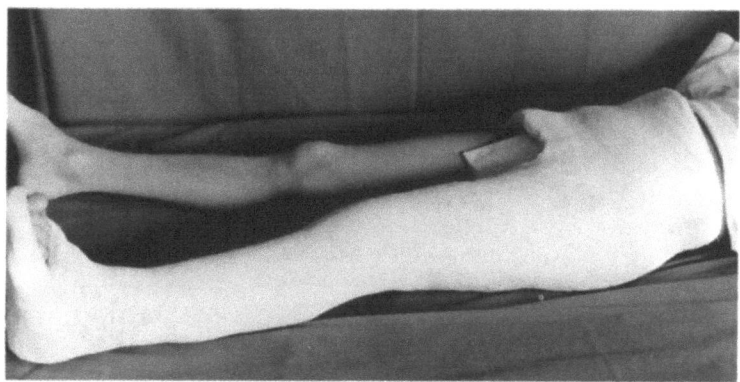

Abb. 2.14. Becken-Bein-Gipsverband (linkes Bein)

Oberschenkel auslaufend; die eine von der vorderen Darmbeingegend der gesunden Seite über den Rücken und den großen Rollhügel der kranken Seite zur Oberschenkelbeugeseite, die andere von der vorderen Darmbeingegend der gesunden Seite über den Bauch und großen Rollhügel der kranken Seite zur Oberschenkelstreckseite. Es erfolgt dann eine Schicht zirkulärer Touren, spiralförmig angewickelt, vom oberen Gipsrand bis zum Knie mit Einschluß des Unterschenkels einschließlich Gipssohle.

Verstärkungen können entweder durch Einmodellieren von Holzspänen oder Anlegen von 20–30 cm langen Gipslongetten vorgenommen werden.

Nach Abschluß der zirkulären Bindentouren wird der noch feuchte Verband (z. B. die Schenkelbeuge der gesunden Seite, an der Rückseite die Gesäßspalte) in ganzer Länge ausgeschnitten, und die Kanten werden zur Verhütung von Druckstellen anmodelliert. Zur Vereinfachung der Pflege empfiehlt es sich, einen Holzstab mit einzugipsen, der von der Vorderfläche des Oberschenkels der gesunden Seite zur Kniescheibe des kranken Beines verläuft.

2.7.4.9 Oberschenkelgips (Gips-U-Schiene)

Indikation. Anwendung als Liegegips oder Gehgips.

Zur Ruhigstellung des Fußgelenkes, des Unterschenkels und Kniegelenkes bei Frakturen (operative und konservative Maßnahmen).

Luxationen, Distorsionen und Entzündungen.

Nach Achillessehnennaht in Spitzfußstellung.

Anmodellierte Gipssohle. Zur Vermeidung von Fußfehlstellungen und Krallenzehen.

Material

a) Oberschenkelgips

Trikotschlauch, Schaumstoff oder synthetische Watte, Kreppapierbinde, lange Gipslongette, achtfach gelegt, 5–7 Gipsbinden, 15 cm breit. Bei der Anwendung ohne Longette werden 8–10 Gipsbinden, 15 cm breit, einschließlich Gipssohle, benötigt.

b) Gips-U-Schiene

Trikotschlauch, Schaumstoff oder synthetische Watte, Kreppapierbinde, lange Gipslongette, 1,80 m, 15 cm breit, zehnfach gelegt, Gipssohle, 3 angefeuchtete Mullbinden, 12–15 cm breit.

Technik

a) Oberschenkelgips

Nach faltenlosem Überzug des Trikotschlauches von den Zehen bis zum oberen Drittel des Oberschenkels wird ein Schaumstoffpolster oder Filz für den Bereich von Achillessehne, Innen- und Außenknöchel, Schienbeinkante, Fibulaköpfchen (N. fibularis) und Oberschenkelgipsabschluß aufgelegt und mit einer Kreppapierbinde fixiert. Kniestellung 10–20°, Fußstellung Neutral-Null-Stellung. Nach Anmodellierung der Longette wird das Bein mit zirkulären Gipsbindentouren umwickelt. Die Fußsohle wird durch eine Kurzlongette verstärkt und mit Einschluß der Knöchelgegend und des Fußgewölbes gut anmodelliert. Der Trikotschlauch wird am zehennahen Ende sowie am Oberschenkelende umgeschlagen, und

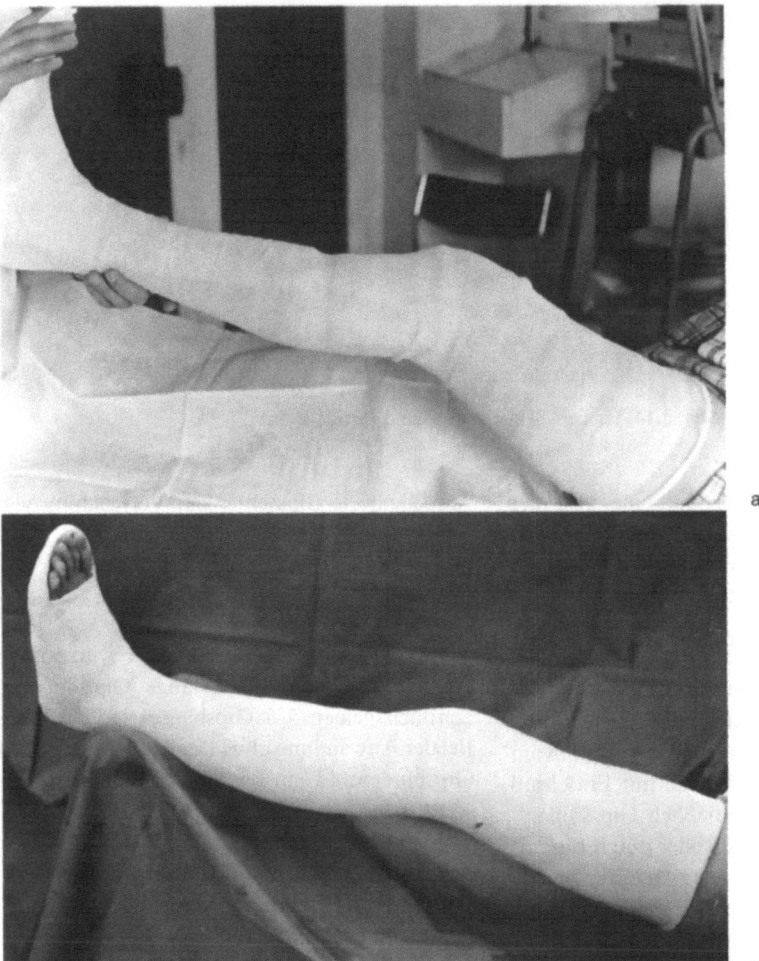

Abb. 2.15. a Polsterung zum Oberschenkelrundgips mit Trikotschlauch und Kreppbinde, **b** Oberschenkelrundgips nach der Fertigstellung

die Kanten werden mit einigen Gipsauflagen geglättet.

b) Gips-U-Schiene

Beim Anlegen einer Gips-U-Schiene wird nach Überzug eines Trikotschlauches eine ausreichende zirkuläre Polsterung mit synthetischer Watte empfohlen. Das Anlegen der Gipslongette erfolgt in einer U-Form; quer zur Fußsohle angelegt endet sie sowohl innen wie außen am oberen Drittel des Oberschenkels.

Bei Knie- und Fußstellung (siehe Oberschenkelgips) wird die Longette mit Einschluß einer gut geformten und modellierten Gipssohle mit 3–4 Stück angefeuchteten, 15 cm breiten Mullbinden umwickelt.

2.7.4.10 Unterschenkelgips (Gips-U-Schiene)

Indikation. Ruhigstellung bei Frakturen im Fußgelenkbereich nach Bandnähten, Luxationen, Distorsionen, Entzündungen sowie nach operativen Maßnahmen.

Material

a) Unterschenkelgips

Trikotschlauch, Schaumstoff oder synthetische Watte, Kreppapierbinde, eine Gipslongette, 15 cm breit, sechsfach gelegt, 3–5 15 cm breite Gipsbinden, kurze Longette zur Verstärkung der Sohle.

b) Gips-U-Schiene Trikotschlauch, synthetische Watte, Kreppapierbinde, 1 Gipslongette, 20 cm

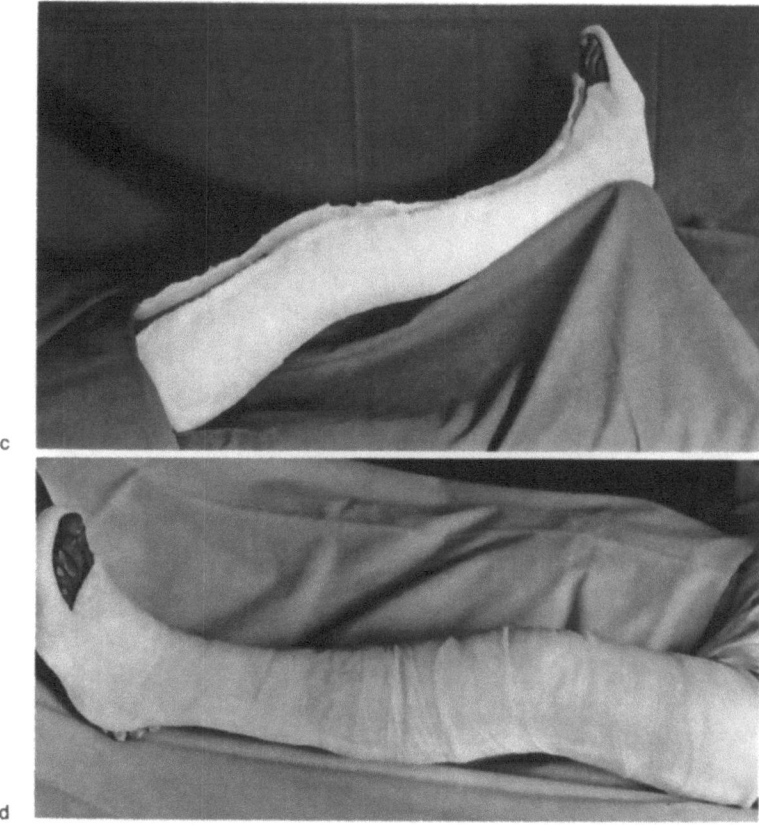

c

d

Abb. 2.15. c Oberschenkel-U-Gipsschiene mit Sohle, **d** Oberschenkel-L-Gipsschiene

lang, 15 cm breit, zehnfach gelegt, 1 Gipssohle, 2–3 angefeuchtete Mullbinden, 12–15 cm breit.

Technik

a) Unterschenkelgips

Anlegen eines zirkulären Gipsverbandes bei leicht angewinkeltem Knie und Rechtwinkelstellung im oberen Sprunggelenk. Die Gipssohle muß die Zehen überragen. Auf der Oberseite bleiben sie bis zum Beginn der Zwischeneckenfalte frei. Die Beugung im Kniegelenk darf nicht behindert sein. Ferner ist auf das Anlegen einer anmodellierten Gipssohle zur Vermeidung von Krallenzehen hinzuweisen.

Über den Fuß und den Unterschenkel wird ein Trikotschlauch gezogen. Mit einem Schaumstoff oder Filzstreifen werden Achillessehne, Innen- und Außenknöchel sowie Schienbeinkante, Fibulaköpfchen und Gipsabschluß gepolstert.

Die Longette wird von der Kniekehle bis zum Zehenabschluß anmodelliert und zirkulär mit Gipsbinden umwickelt.

Modellierung und Formung der Gipssohle sowie des Fußgewölbes. Umlegen des Trikotschlauches im Zehenbereich und Gipsende an der Kniekehle und abschließend Modellierung der Gipskanten mit einigen Gipsbindetouren.

b) Gips-U-Schiene

Die Unterschenkelgips-U-Schiene wird in der gleichen Weise angelegt wie bei der Oberschenkel-Gips-U-Schiene. Der Abschluß der U-Schienenkante erfolgt 2 Querfinger von der Kniekehle.

2.7.4.11 Gehgips (Formen der Gehstollen)

Die vorher beschriebenen Ober- und Unterschenkel-Gipsverbände können bei stärkerer Ausführung durch Fixierung von Gehstollen in den verschiedenen Ausführungen unter der

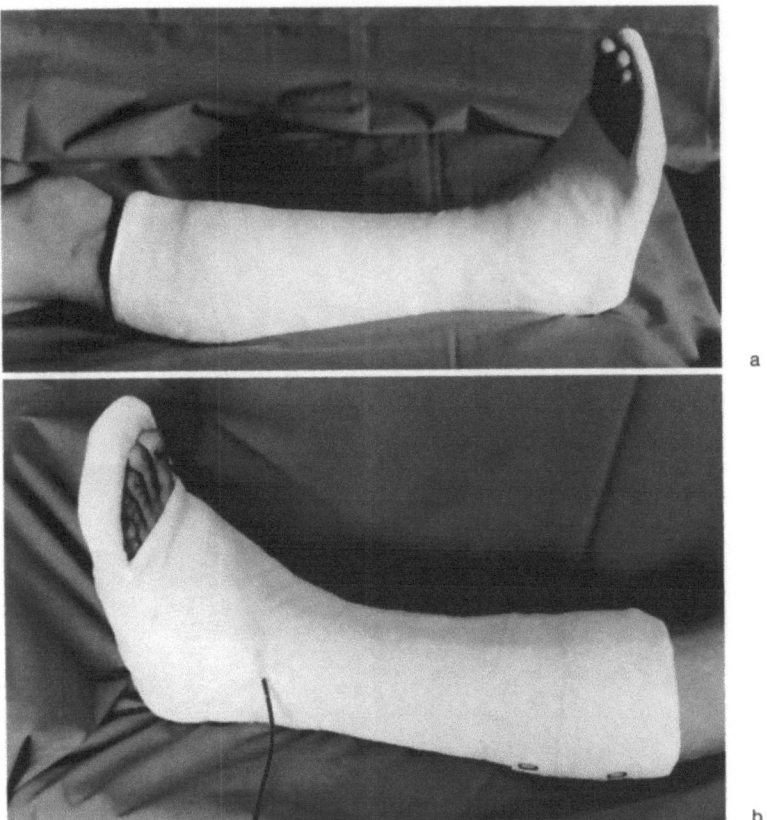

Abb. 2.16. a Unterschenkelrundgips, **b** Unterschenkel-U-Gipsschiene mit Sohle (postoperativ mit Redon)

Gipssohle durch Anmodellierung mit einer Gipsbinde zum Gehgips umgewandelt werden. Es empfiehlt sich, eine Gehhilfe zu verwenden, die in ihrer äußeren Form einer konvex geformten Wiege entspricht und Möglichkeiten zu einer optimalen Fixierung zuläßt. Das Material sollte wasserfest und mit einer rutscharmen, noppenartigen oder quergeriffelten Lauffläche versehen sein.

2.7.4.12 Oberschenkelgipshülse (Tutor)

Indikation

a) primär:

Kniebänderverletzung ohne nennenswerte Schwellung,
Meniskusverletzungen, Distorsionen im Kniegelenk.

b) sekundär:

Nach Abschwellung oder nach funktioneller Behandlung,

nach operativen Maßnahmen von Kniebändern und Sehnen sowie bei Patellaosteosynthesen (Kniestellung 10°).

Material. 1 Zinkleimbinde, Trikotschlauch, Schaumstoff, Polsterfilz oder synthetische Watte, Kreppapierbinde, 5–8 15 cm breite Gipsbinden.

Wenn erforderlich, 2 Longetten, 15 cm breit, vierfach gelegt, zur Verstärkung im Kniegelenksbereich.

Technik. Um das Auftreten von Ödemen und venösen Stauungen zu vermeiden, wird von den Zehen in Richtung zum Unterschenkel der Zinkleimverband faltenlos angelegt. Danach wird über das Bein vom Fuß bis zur Inguinalgegend ein Trikotschlauch gezogen. Polsterung zirkulär mit Schaumstoff oberhalb des Knöchels, am proximalen Ende des Ober-

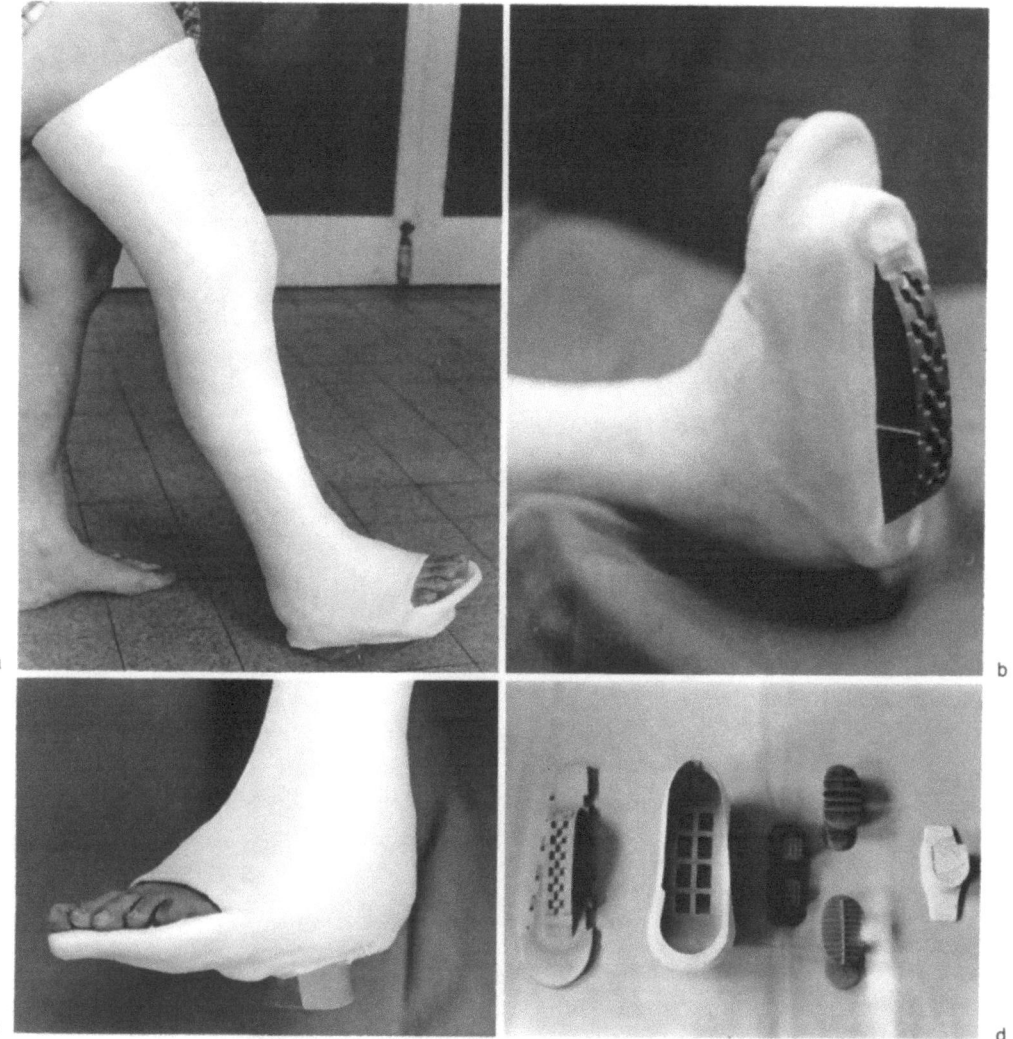

Abb. 2.17. a Oberschenkelgehgips, **b–d** Verschiedene Formen der Gehstollen

schenkels sowie am Knie und Schienbeinkante mit Einschluß des Fibulaköpfchens.

Umwickeln des Polsters mit einer Kreppapierbinde.

Fünf 15 cm breite Gipsbinden werden von distal nach proximal und die Kniegegend mit Longetten verstärkt. Exaktes Anmodellieren des gesamten Gipses, insbesondere des Knies, um ein späteres Herunterrutschen zu vermeiden. Umlegen des Trikotschlauches, 3–4 cm oberhalb des Knöchels (keine Reibung auf der Achillessehne) und am Oberschenkelabschluß. Glättung der Abschlußkanten mit einigen Gipsbindentouren.

2.7.4.13 Knüppelgips

Der Knüppelgips findet seine Anwendung, um eine Innen- oder Außenrotation bei liegendem Ober- und Unterschenkelgips zu vermeiden. Mit Hilfe eines mit Gips umwickelten Holzstabes wird er je nach Wahl der Achsenstellung unterhalb der Ferse mit zirkulären Kreuztouren am Gipsverband anmodelliert.

2.7.4.14. Formen von Gipsbetten

Indikation. Zur Ruhigstellung bei instabilen Wirbelfrakturen ohne Lähmungserscheinun-

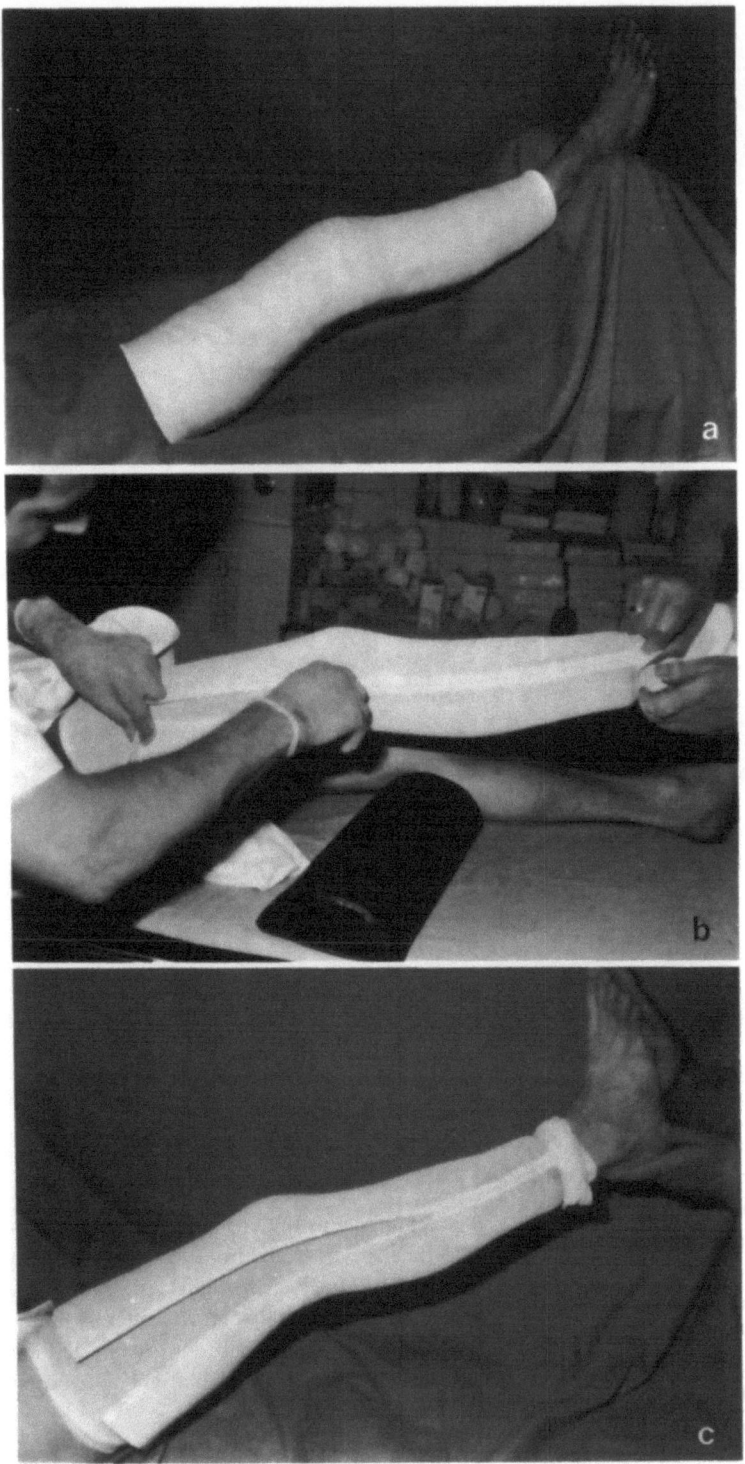

Abb. 2.18. a Oberschenkelgipshülse (Tutor), **b, c** Neofrak-Tutor

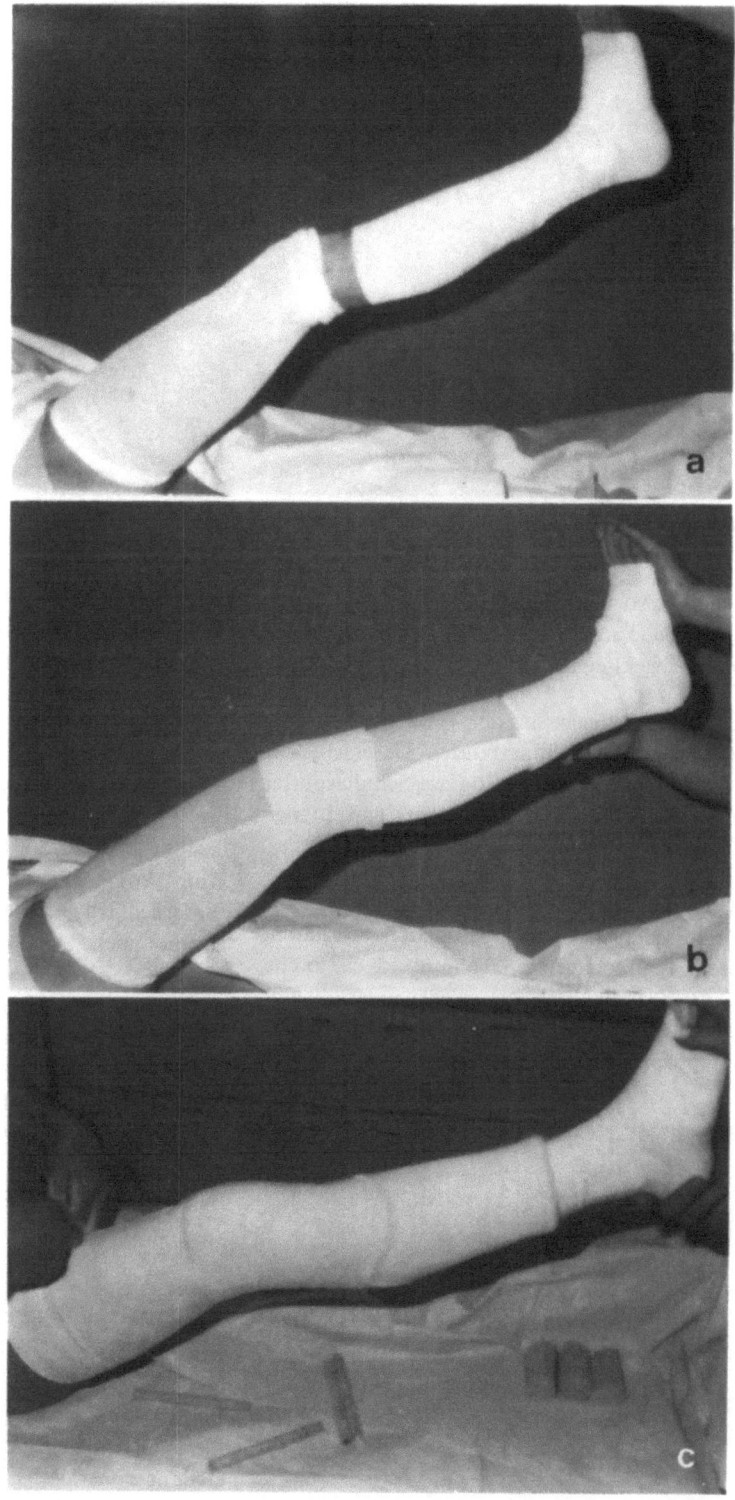

Abb. 2.19 a–c

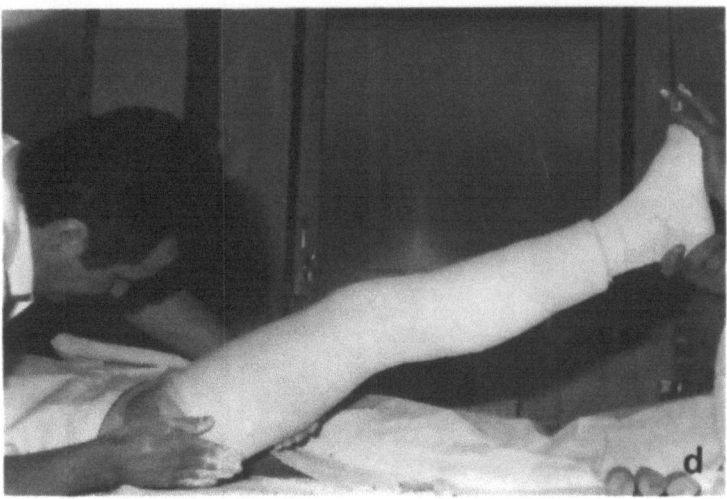

Abb. 2.19 a–d. Anlegen eines Oberschenkeltutors

gen. Das Anlegen eines Gipsbettes ist unter Umständen angezeigt, wenn die akute Schmerzphase abgeklungen ist.

Lagerung. Je nach Sitz der Verletzung wird in Bauchlage die Stellung durch Unterschieben von Kissen oder durch Zug am Schultergürtel bzw. an den Beinen nach oben und in der Längsrichtung korrigiert.

Material. 1 breites Filz oder Schaumstoffblatt, Trikotschlauch, 7 oder 8 Gipsblätter, 80–200 cm breit, fünffach gelegt, mehrere 15 cm breite Gipslongetten, fünffach gelegt, unterschiedlicher Länge, einige Gipsbinden, 15 cm breit, 3 Kreppapierbinden, 15 cm breit.

Technik. Ein Trikotschlauch wird vom Hals bis zur Kniekehle übergestreift. Kopfhaare werden bedeckt. Auflage der Polsterung und körpergerechtes Anmodellieren mit mehreren Kreppapierbinden.

Bedecken der Polsterung mit einem siebenfachen Gipsblatt. Verstärkung mit 15–20 cm breiten, siebenfachen Gipslongetten. Auflage des Gipsblattes vom Nacken bis zum Knie.

Gutes Anmodellieren der Gipsschichten ist erforderlich. Nach der Abbindung wird die Schale abgenommen. Der Rand, störende Kanten im Nacken und Schulterbereich und die Analfurche werden ausgeschnitten. Der aufgeschnittene Trikotschlauch wird an den jeweiligen Kanten darübergelegt und mit einigen Gipsbinden anmodelliert. Zum Austrocknen wird das gefertigte Gipsbett auf einem Holzgestell gelagert.

Nach Austrocknung Polsterung der Liegefläche mit 1 cm starker Schaumstoff-Auflage.

2.8 Schienenlagerung bei der konservativen Frakturbehandlung

Bei der konservativen Frakturbehandlung hat die Schienenlagerung im Rahmen der Ruhigstellung eine wichtige Bedeutung. Die Lagerung muß sinnvoll den gegebenen Erfordernissen angepaßt sein. Die Schienen sind in der Regel

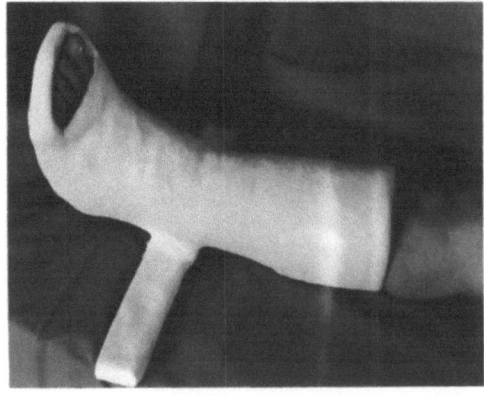

Abb. 2.20. Knüppelgips

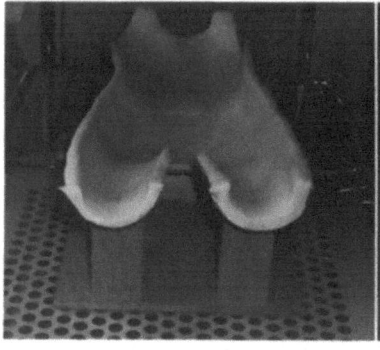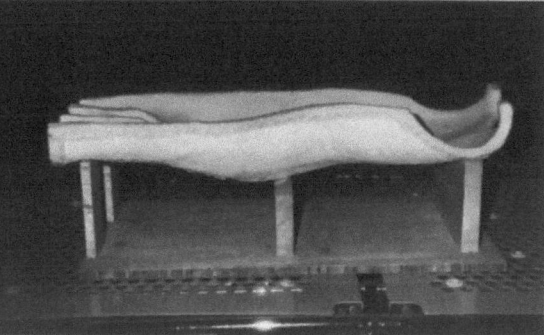

Abb. 2.21. Formen von Gipsbetten

aus Metall; sie müssen deshalb gepolstert werden.

Diese Polsterung, bestehend aus den verschiedensten Materialien (Schaumstoff, Zellstoff usw.), soll grundsätzlich überall gleichmäßig stark aufliegen.

Bei besonders belastenden Stellen bei der Lagerung von Extremitäten sollte darauf geachtet werden, daß eine gute Polsterung mit zirkulärer Umwicklung von Papierbinde, Mullbinde oder elastischer Binde durchgeführt wird.

Statt der herkömmlichen Polsterung, insbesondere bei Schienen zur Lagerung und Schienung der unteren Extremitäten, kann ein maßgerecht zugeschnittenes Einmalpolster genommen werden.

Bei der Schienenlagerung muß grundsätzlich beachtet werden, daß die benachbarten Gelenke ruhiggestellt sind.

Bei der Polsterung der Schienen mit Schaumstoff werden die Schaumstoffquader so zugeschnitten, daß sie an den oberen, unteren und seitlichen Schienenkanten umgeschlagen werden können.

Anwendung der verschiedenen Schienen:

a) First-Aid-Schnellbandagen

Diese Bandagen eignen sich insbesondere bei der Erstversorgung von unfallverletzten Patienten (Frakturen, Quetschungen, Verrenkungen). Diese Schnellbandage besteht aus einer durchsichtigen Plastikhülle, die aufgeblasen und durch jedermann in Sekundenschnelle an die verletzten Gliedmaßen angelegt werden kann. Das Ventil wird durch Drehen nach rechts oder links geöffnet bzw. geschlossen.

„First-Aid" ersetzt das bisher übliche und schmerzhafte Schienen. Auch während des Transportes der Verletzten entsteht kein schmerzhaftes Rütteln, da die Schnellbandage als Luftkissen wirkt. Erforderliche Röntgenaufnahmen werden bei angelegter Bandage vorgenommen, wobei auch der Kunststoffreißverschluß röntgenfähig ist.

Diese Schnellbandagen können zu einem vierteiligen Satz zusammengefügt werden, vorgesehen für die Hand, den abgewinkelten Arm, den Unterschenkel und das gesamte Bein.

b) Kramer-Schienen

Die am vielseitigsten verwendbare Schiene ist die Kramer-Schiene. Sie ist aus Drähten hergestellt und hat das Aussehen einer Leiter. Da die Drähte sehr biegsam sind, können Kramer-Schienen leicht verformt und den jeweiligen Formen des Körpers angepaßt werden. Kramer-Schienen werden vielfach auch in der Ersten Hilfe oder zu vorübergehenden Ruhigstellung bei Frakturen des Armes verwendet. Durch das Zusammensetzen mehrerer, entsprechend gebogener Schienen kann die sog. Abduktionsschiene, die gelegentlich zur Ruhigstellung eines Oberarmes in abgewinkelter Stellung benötigt wird, selbst hergestellt werden.

Bei der Anwendung der Kramer-Schiene ist die exakte Polsterung mit Schaumstoff und zirkulären Bindentouren und Stülpa-Überzug grundsätzlich durchzuführen.

Bei der Schienung der Finger und des Handgelenkes können Aluminium-Fingerschienen mit Schaumstoffauflage oder schmale Kramer-Schienen verwendet werden. Die Finger sollen

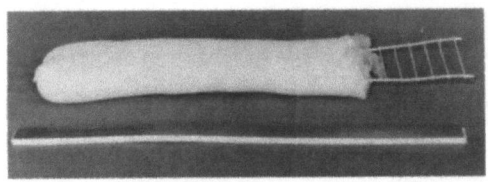

Abb. 2.22. Kramer-Schiene, gepolstert

normalerweise nicht in Streckstellung geschient werden, da hierdurch evtl. später die Funktionsfähigkeit beeinträchtigt wird.

c) Braun-Schiene

Sie hat gegenüber der Volkmann-Schiene den Vorteil, daß sich bei ihr Hüftgelenk und Kniegelenk in halbgebeugter Stellung befinden, so daß die Muskulatur des Beines entspannt ist.

Die Braun-Schiene besteht aus einem Gestell von Metallstangen, die auch in der Länge verstellbar sind.

Auf gute Polsterung, insbesondere für den Bereich der Achillessehne sowie des Kniegelenkes (Wadenbeinköpfchen), muß geachtet werden.

Für die Dauerbehandlung ist sie heute, trotz ihrer einfachen Konstruktion, nicht mehr angezeigt.

d) Kirschner-Schiene

Beinlagerungsschiene nach Kirschner, modifiziert nach Thomsen.

Es handelt sich hier um eine zusammenklappbare Schiene mit verstellbarem Kniewinkel- und Oberschenkellängenmaß.

Sie ist geeignet insbesondere für die Frakturbehandlung, als kurzfristige Behandlungsmaßnahme sowie zur Beinlagerung in jeder Position. Die Einstellung der Schiene sollte möglichst am gesunden Bein vorgenommen werden. Die Oberschenkellänge wird durch die Flexierschraube festgestellt.

e) Schaumstoffschienen

Schaumstoffschienen bestehen aus einem desinfizierbaren, perforierten Schaumstoffblock. Sie finden ihre Anwendung bei kurzfristiger Lagerung der unteren Extremität (präoperativ ohne Extension). Postoperative Lagerung bei Übungsstabilität, z. B. nach Osteosynthesen, Totalendoprothese (TEP) usw.

Diese Schienen werden im Bett nicht fixiert.

f) Volkmann-Schiene

Die Volkmann-Schiene besteht aus einer Metallrinne sowie einer Fußstütze mit verschiebba-

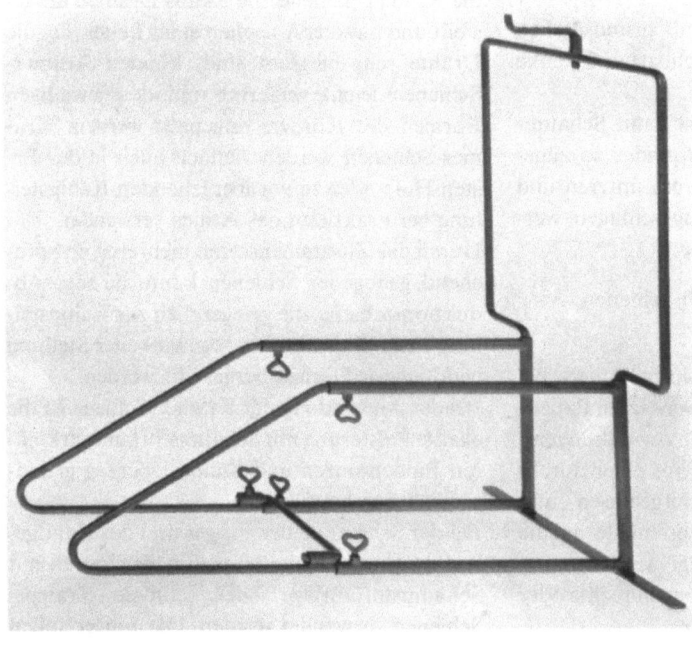

Abb. 2.23. Braun-Schiene mit ausziehbarem Verlängerungsteil

Abb. 2.24. Kirschner-Schiene

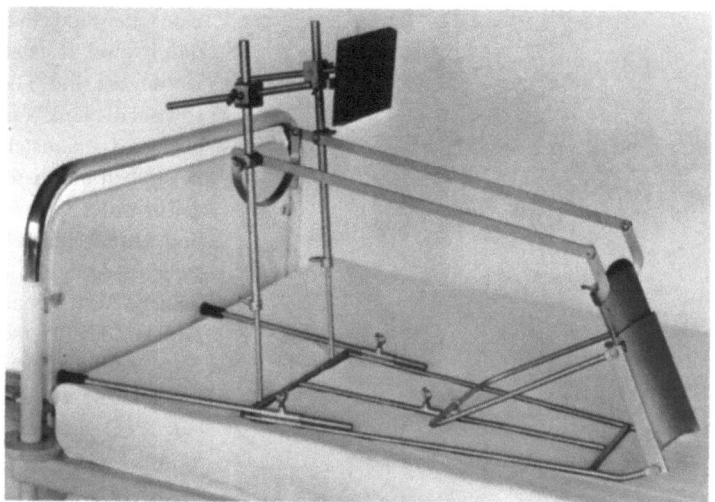

ren T-Eisen und hat einen bogenförmigen Fersenausschnitt. Sie dient zur Lagerung und Ruhigstellung eines Beines. Vor Gebrauch muß die Volkmann-Schiene gepolstert werden.

Die Schienen stehen in verschiedenen Größen zur Verfügung. Sie sind zusätzlich in der Länge verstellbar.

g) Abduktionsschiene

Die Abduktionsschiene findet ihre Anwendung bei Verletzungen im Bereich des Oberarmkopfes, wobei auch eine Ruhigstellung des Schultergelenkes erreicht wird.

**h) Frankfurter Bewegungsschiene
(nach Dr. Bimler)**

Mit dieser Schiene kann eine frühzeitige, funktionelle Behandlung im Bereich der unteren Extremitäten nach Frakturen oder anderen Verletzungen durchgeführt werden. Mit Hilfe von Lochstabgeräten verschiedener Länge und Zubehör wird ein Gestell über dem Bett des Kranken aufgebaut.

i) Ewerwahn-Schiene

Die Ewerwahn-Schiene dient im wesentlichen zur Extensionsbehandlung. Sie besteht aus ei-

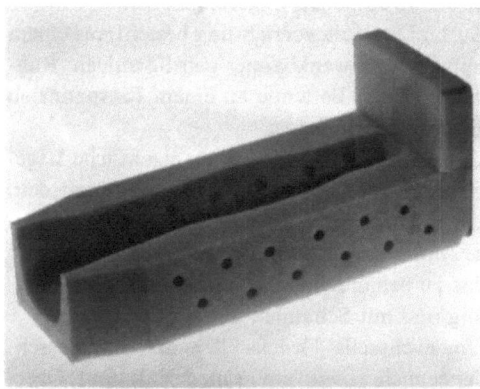

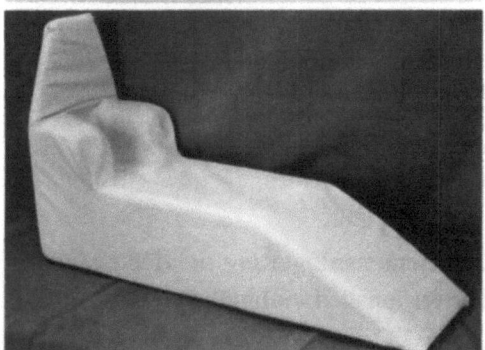

Abb. 2.25. Schaumstoffschienen

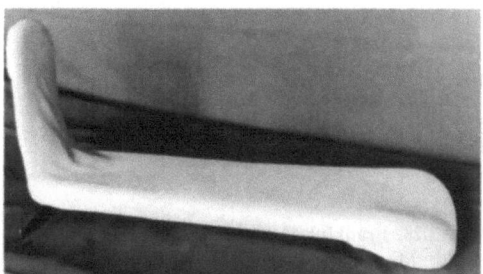

Abb. 2.26. Volkmann-Schiene, gepolstert

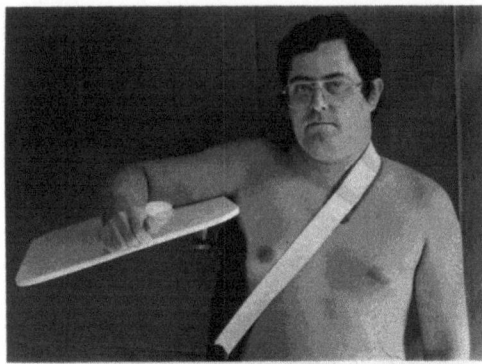

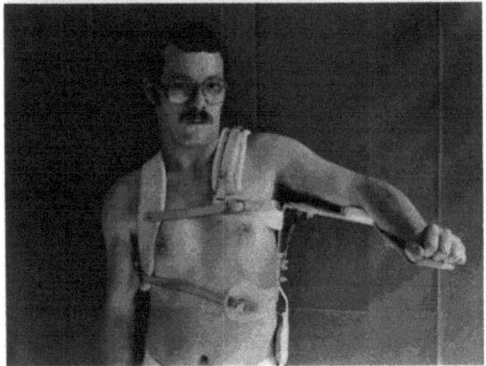

Abb. 2.27. Abduktionsschienen

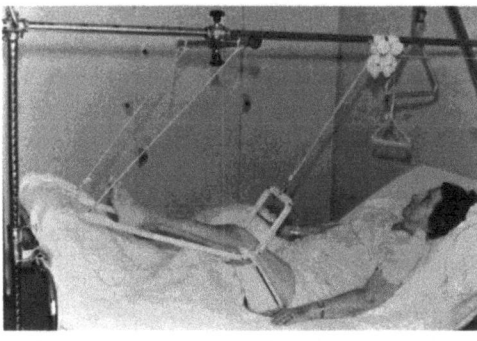

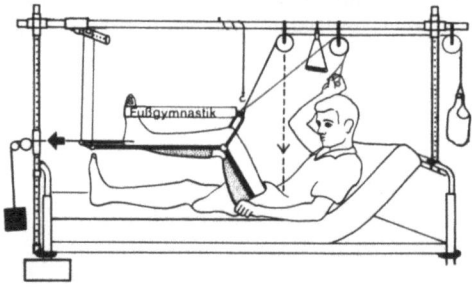

Abb. 2.28. Frankfurter Bewegungsschiene nach Dr. Bimler. Möglichkeit einer passiven Bewegung durch Zug mit einer Hand oder aber einer rein aktiven Bewegung

nem Ober- und einem Unterschenkelteil, welche durch zwei feststellbare Zahnscheibengelenke verbunden sind. Diese Gelenke ermöglichen es, sowohl die Kniebeugung von der Waagerechten bis zu 85° einzustellen als auch die Oberschenkelstreben durch seitliches Abspreizen der Kegelform des Oberschenkels anzupassen. Ober- und Unterschenkelteil sind in der Länge verstellbar. Durch die feste Verschraubung der Schiene am Fußende des Bettes und die breite Auflage der Oberschenkelstreben auf der Matratze ist die Schiene während der Behandlung fest gelagert, gestattet jedoch bei leichtem Anheben des Gesäßes ohne Schwierigkeit den Bettlakenwechsel.

k) Krapp-Schiene

Die Krapp-Schiene findet ihre Anwendung bei besonderen Lagerungsfällen, so z. B. bei Hüftgelenksbehandlungen, Unterschenkelfrakturen oder Hochlagerung des Unterschenkels.

Die Schiene besteht aus

1. einer Haltevorrichtung, die dazu dient, die Lagerungsschiene aufzunehmen und zu führen,
2. der eigentlichen Lagerungsschiene.

Zu 1.) Die Haltevorrichtung besteht aus einem seitwärts schwenkbaren, gabelförmigen Rahmen, der am Bettende an einem Einspannstab leicht anzubringen ist.

Zu 2.) Die das Bein tragende eigentliche Lagerungsschiene besteht aus dem Ober- und dem Unterschenkelteil. Röntgenstrahlendurchlässige Alminiumbleche bilden die Auflagefläche für das zu behandelnde Bein. Sie sind muldenförmig und mit Schaumstoff gepolstert.

Um eventuelle Druckstellen im Archillessehnenbereich sowie am Kniegelenk und Oberschenkelabschluß (Sitzbeinkante) zu vermeiden, wird eine stärkere Polsterung für erforderlich gehalten.

Die Schiene ist im Kniewinkel verstellbar. Das Oberschenkelteil der Schiene kann von 20 auf 28 cm verlängert werden.

2.9 Schienenlagerung bei der Extensionsbehandlung

Die Extensionsbehandlung findet ihre Anwendung:

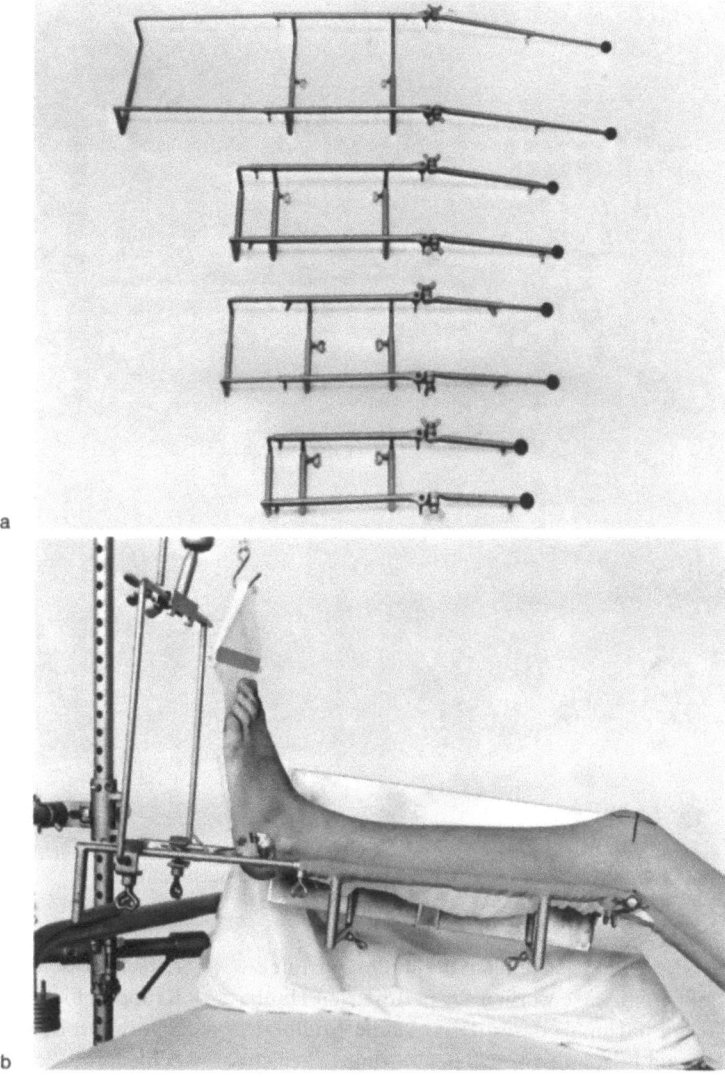

Abb. 2.29. a Verschiedene Größen von Ewerwahn-Schienen, **b** Lagerung auf der Ewerwahn-Schiene

a) bei Einrichtung von Frakturen, die sich anschließend durch Gipsverbände oder operativ fixieren lassen,

b) bei Frakturen, die durch einen Dauerzug langsam reponiert werden (Oberschenkelschaftbrüche, Schenkelhalsfrakturen),

c) bei bestimmten Formen offener, nicht operativ zu behandelnder Brüche, die gleichzeitig einer Hautpflege bedürfen,

d) bei denjenigen Frakturen, die durch einen Gipsverband nicht gehalten werden können.

Anlegen einer Extension. Mit Hilfe von Heftpflaster, Kirschner-Drähten oder Steinmann-Nägeln werden Zugverbände angelegt. Zum Einbringen von Kirschner-Drähten und Steinmann-Nägeln wird die betreffende Hautstelle gereinigt, rasiert und mit einer Desinfektionslösung bestrichen. Ein Lokalanästhetikum macht sie schmerzfrei. Unter Beachtung der Asepsis (OP-Eingriff) wird der Kirschner-Draht oder Steinmann-Nagel (Stichinzision) je nach Frakturbereich eingebohrt. Nägel und Drähte dürfen

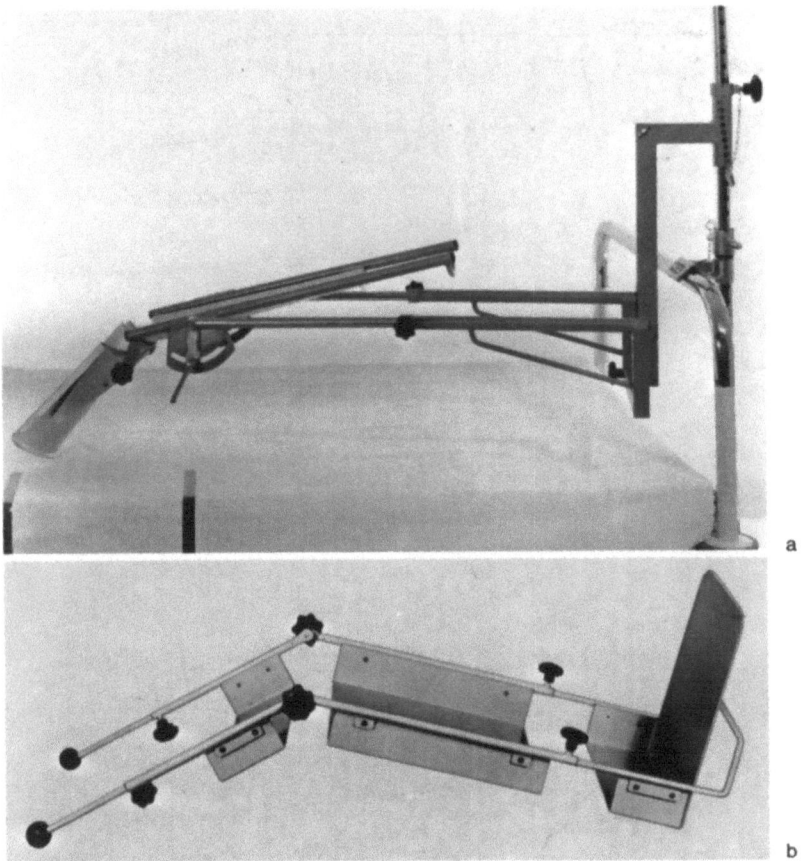

Abb. 2.30. a Krapp-Schiene, **b** Hochlagerungsschiene nach Schulze

Sehnen und Gelenke nicht berühren. Zur Infektionsprophylaxe werden die perforierten Hautstellen nochmals desinfiziert. Sterile Mullplatten und Filzplatten sowie Begrenzungsscheiben werden mit einer Schraube am Draht oder Nagel fest fixiert. Anschließend wird der Spannbügel befestigt und gespannt.

Nach der Extensionsbügelanbringung erfolgt die fachgerechte Schienenlagerung je nach Frakturbereich auf den uns zur Verfügung stehenden Schienen:

- Kirschner-Schienen
- Krapp-Schienen
- Ewerwahn-Schienen
- Schleifbrett-Schienung usw.

a) Heftpflasterextension

Heftpflasterextensionen werden bei Hüftgelenksluxationen ohne Frakturen angewandt. Ein Heftpflasterstreifen wird U-förmig auf die äußere und innere Seite des Beines bis weit nach proximal gelegt und mit einer elastischen Binde

Abb. 2.31 a–i. Schienenlagerung bei Extensionsbehandlung. **a** Der Spannbügel wird am Bohrdraht oder Steinmann-Nagel befestigt (anschließend wird gespannt). **b** Am Schienbeinkopf angelegte Drahtextension bei kniegelenksnaher Oberschenkelfraktur **c** Lochstabgerätewagen mit Zubehör, **d** Extensionslagerung auf der Kirschner-Schiene, **e** Extensionslagerung auf der Krapp-Schiene, **f** Extensionslagerung mit Seitenzug, **g** Extension auf dem Schleifbrett, **h** Neuentwickelte Drahtbügel zur Aufhängung des Fußes bei der Extensionsbehandlung (Spitzfußverhütung) (Sichtfenster für die Zehen), Durchblutungsverhältnisse; **i** Vertikale Extension nach Baumann (Abb. 2.31 g–i, s. S. 36)

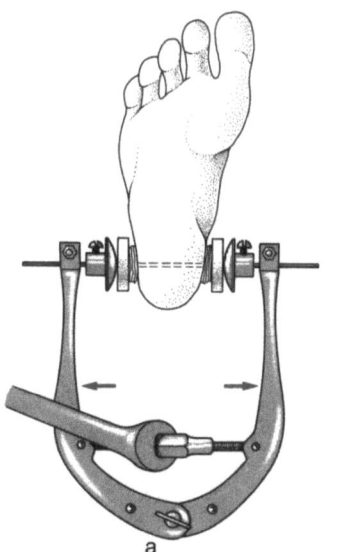

a

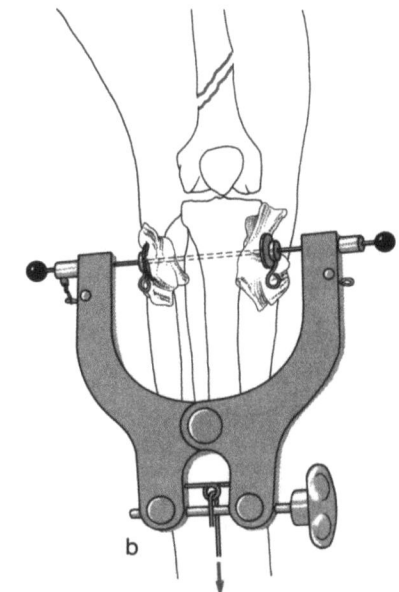

b

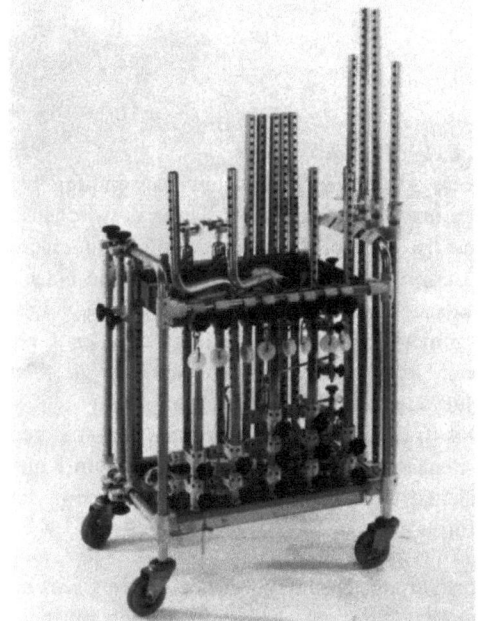

c

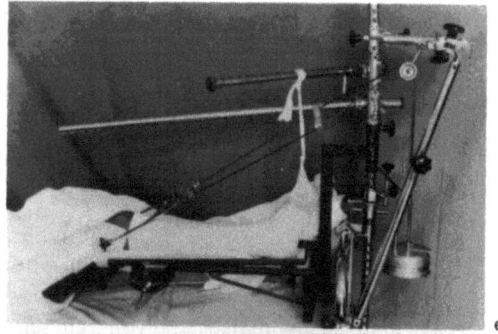

e

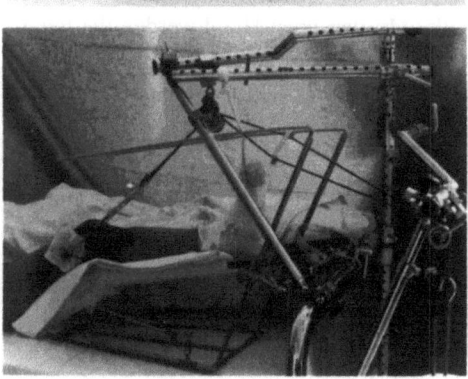

d

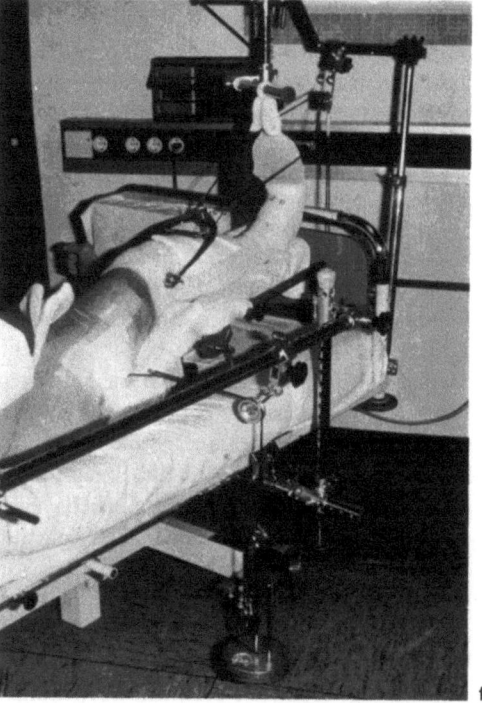

f

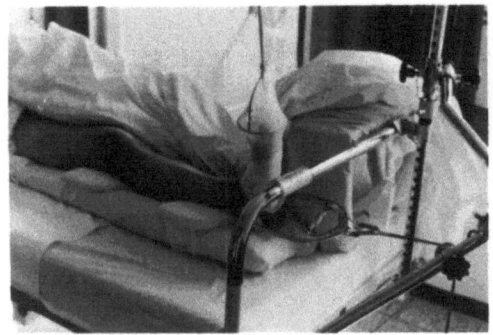

g

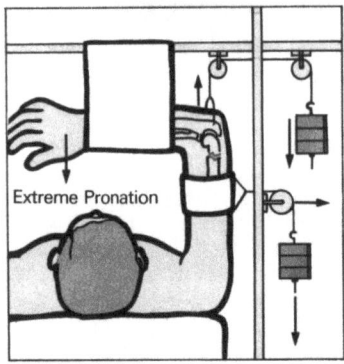

Extreme Pronation

i

Abb. 2.31 g–i

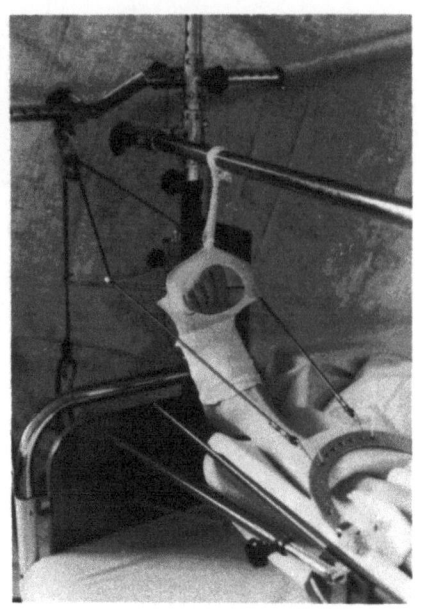

h

fixiert, womit ein besserer Halt erreicht wird. Zwischen der Fußsohle und dem Heftpflasterstreifen muß ein minimalabstand von 5 cm sein, damit ein fußbreiter Haken oder ein Brettchen montiert werden kann. Es ist zu empfehlen, diese Extension als kurzfristige Maßnahme anzusehen. Geführte Bewegungsübungen und Mobilisation am 8. Tag ist angezeigt. Kontrolle der Pflasterempfindlichkeit auf der Haut ist erforderlich.

1. Overhead-Extension nach Bryant
Diese Extension dient zur Behandlung von Femurschaftfrakturen bei Kindern bis zu 2 Jahren.
Medial und lateral an beiden Beinen wird U-förmig ein Heftpflasterstreifen geklebt und mit einer elastischen Binde fixiert. An einem Holzbrettchen oder Haken wird die Extension so angelegt, daß beide Beine vertikal leicht abgespreizt extendiert werden können. Der Zug muß so bemessen sein, daß sich das Gesäß leicht von der Unterlage abhebt.
Besonders zu achten ist auf Zirkulation, Sensibilität und Zehenbeweglichkeit an beiden Beinen. Häufige Kontrolle erscheint notwendig.

2. Extension nach Weber
Diese Methodik findet ihre Anwendung bei Femurschaftfrakturen bei Kindern zwischen 2 und 10 Jahren. Lagerung erfolgt auf einem Extensionstisch nach Weber.Steinmann-Nagel-Extension wird am frakturierten Bein vorgenommen. Am gesunden Bein wird in der Regel eine Heftpflasterextension nach der gleichen Methode wie oben beschrieben angelegt.
Das frakturierte Bein wird in der späteren Extensionslage gehalten: 90° Flexion im Kniegelenk, 20° Abduktion und 90° Flexion im Hüftgelenk.

Ausführung. Desinfektion der Knieregion und steriles Abdecken. Lokalisation der Einstichstelle. Mit der einen Hand werden die Femur-

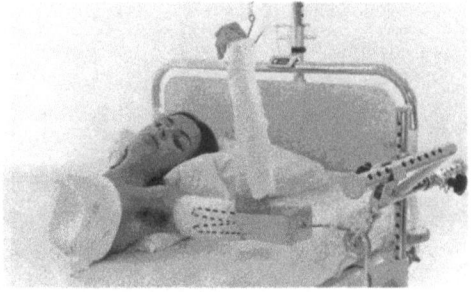

Abb. 2.32. Heftpflasterextension

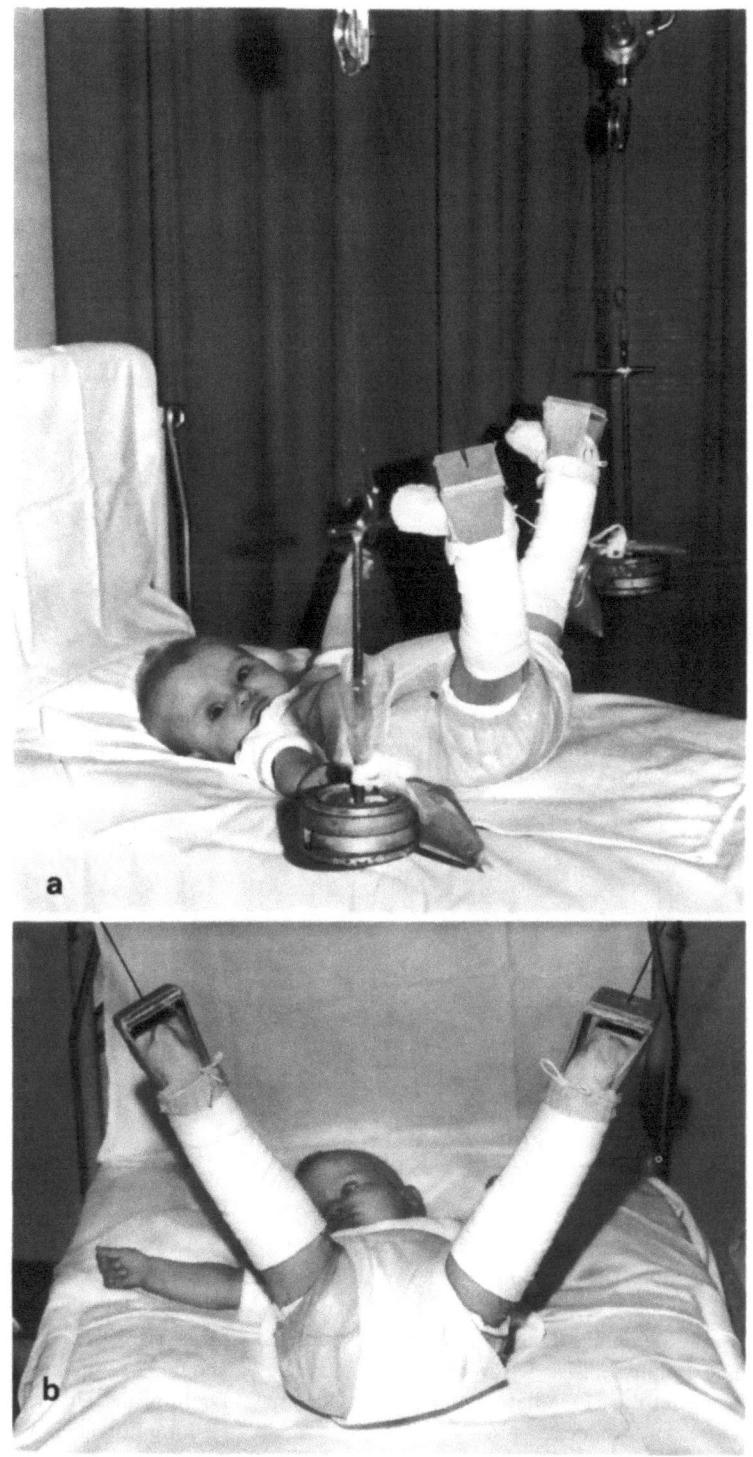

Abb. 2.33 a, b. Overhead-Extension nach Bryant

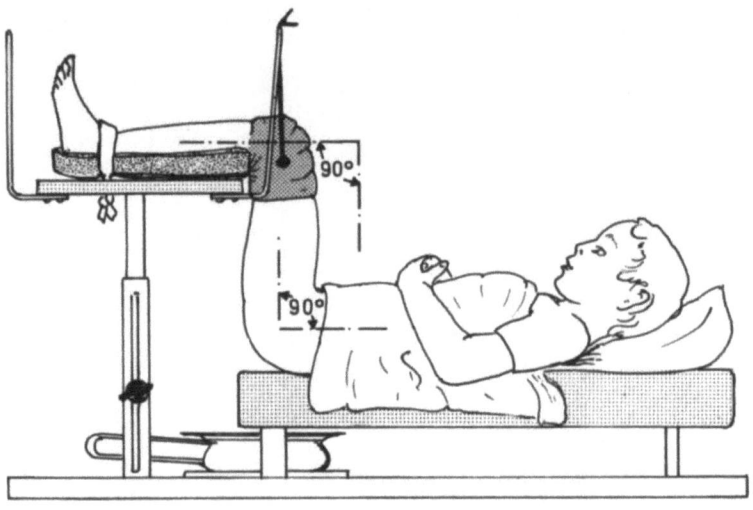

a

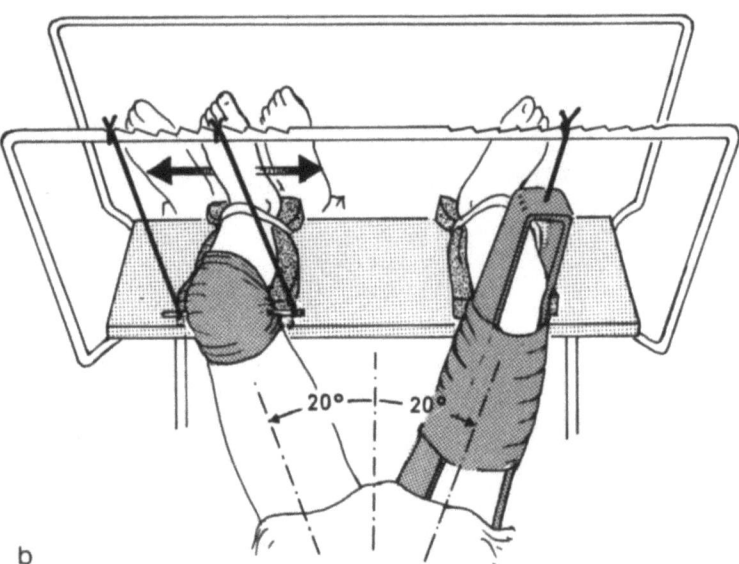

b

Abb. 2.34 a, b. Extension nach Weber

kondylen, mit der anderen Hand der Übergang Metaphyse-Diaphyse markiert. An der Stelle, wo sich der Femurschaft verbreitert, kann der 4-mm-Steinmann-Nagel eingebohrt werden. Die Epiphysenfuge wird so nicht verletzt, da diese auf der Höhe liegt, wo die Kondylen am weitesten ausladen.

An der Querstange des Extensionstisches werden beide Exträmitäten bei rechtwinkelig gebeugten Knie- und Hüftgelenken sowie Abduktion der Oberschenkel um je 20° fixiert. Das Becken muß dabei knapp von der Unterlage abgehoben sein. Parallele Fixation der Unterschenkel auf der Tischplatte in zwei kurzen Schaumstoffschienen. Bei Fehlrotation des proximalen Fragmentes kann durch entsprechende Drehung des Unterschenkels die Rotationsfehlstellung korrigiert werden. Kein Aufliegen des Beines in der Kniekehle. Kontrolle der Sensibilität, Zirkulation und Zehenbewegung. Dauer der Extension 4–6 Wochen. Röntgenkontrolle, Mobilisation.

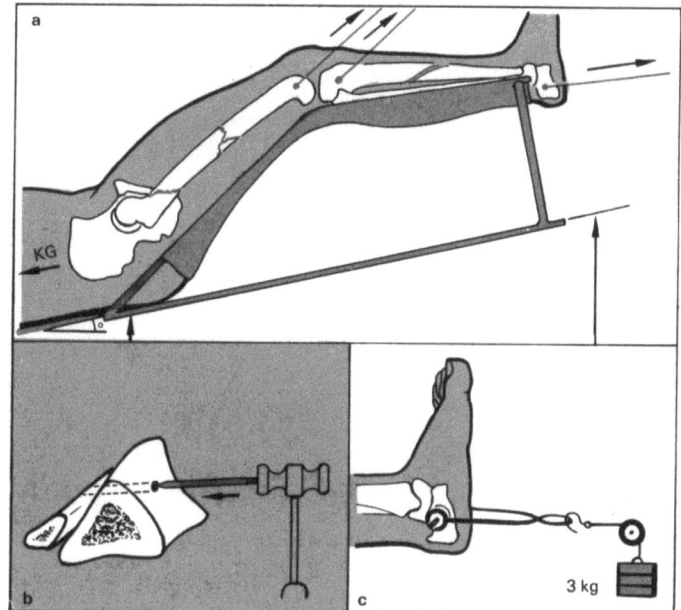

Abb. 2.35 a–c. Typische Extensionen. **a** Für Femurfrakturen setzt die Extension im Kondylenbereich oder an der Tuberositas tibiae an. **b** Einbringen eines Steinmangels. **c** Fersenbein extension.

b) Extensionsverbände am Oberschenkel

Durch den suprakondylären Bereich angelegte Draht- oder Steinmann-Nagelextension sind angezeigt bei Frakturen des Schenkelhalses, des Trochantermassivs, des subtrochanteren Bereiches und bei Frakturen der Hüftgelenkspfanne. Bei frischen Oberschenkelfrakturen muß, wenn erforderlich, die Extension für die ersten drei Wochen durch die Tuberositas tibiae angelegt werden, um Infektionen des Frakturhämatoms über den Bohrdraht oder Nagel auszuschließen.

c) Extensionsverbände für den Oberschenkelschaft

Durch den Schienbeinkopf angelegte Extensionsverbände finden ihre Anwendung bei Oberschenkelschaftfrakturen, bei suprakondylären Oberschenkelfrakturen und bei Frakturen des distalen Oberschenkelendes.

d) Extensionsverbände durch das Fersenbein

Dieser Verband dient zur Ruhigstellung bei Frakturen des Unterschenkels.

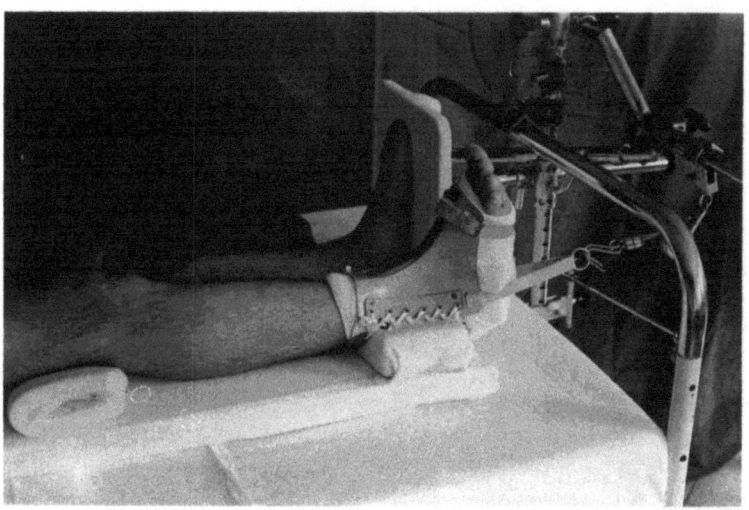

Abb. 2.36. Lederman schettenextension

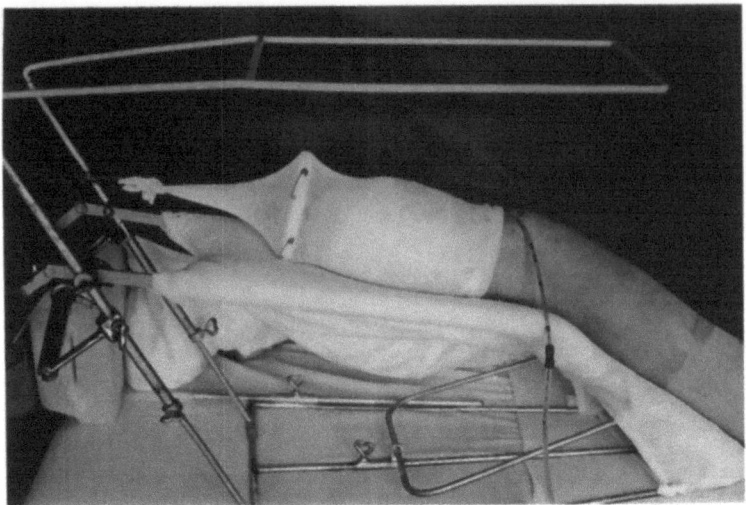

Abb. 2.37. Stumpfextension nach Amputation

e) Ledermanschettenextension
Bei guter Polsterung des Fußgelenkes besteht die Möglichkeit, kurzfristig mit Hilfe von formgerecht angefertigten Ledermanschetten durch Riemen- oder Schnürenverschluß bei geringer Kilobelastung und fachgerechter Schienenlagerung eine Extension durchzuführen. Auf evtl.

auftretende Druckstellen muß durch tägliche Kontrollen geachtet werden.

f) Stumpfextensionen nach Amputationen
Nach Amputationen hat die Weichteilhülle der Extremitäten die Neigung, sich durch die Kontraktion der Muskeln zurückzuziehen und die Wunde zum Klaffen zu bringen. In diesem Fall wird, nachdem die Amputationswunde verbunden ist, ein Zugverband, erstellt aus Trikotschlauch, mit Einschluß eines Drahtringes am Amputationsende angelegt. Die Spreizvorrichtung muß mindestens den Durchmesser des Stumpfes aufweisen.

g) Beckenkompressionsverband
Dieser Verband findet seine Anwendung bei bestimmten Beckenfrakturen sowie Symphysensprengung. Der Patient wird mit Hilfe einer breiten, körpergerechten Ledermanschette an einem Aufbau aus Lochstabstangengeräten fixiert und somit hängemattenähnlich gelagert.

h) Schädelextension (Crutchfield)
Diese dient zur Fixation bei Verletzungen der HWS (Luxationen und Luxationsfrakturen der HWS, schwere Kompressionsfrakturen).
Der Eingriff wird unter steriler Voraussetzung (Op. Bereich) in der Regel in Lokalanästhesie durchgeführt. Oberhalb der Ohrmuschel auf beiden Seiten wird eine senkrecht verlaufende

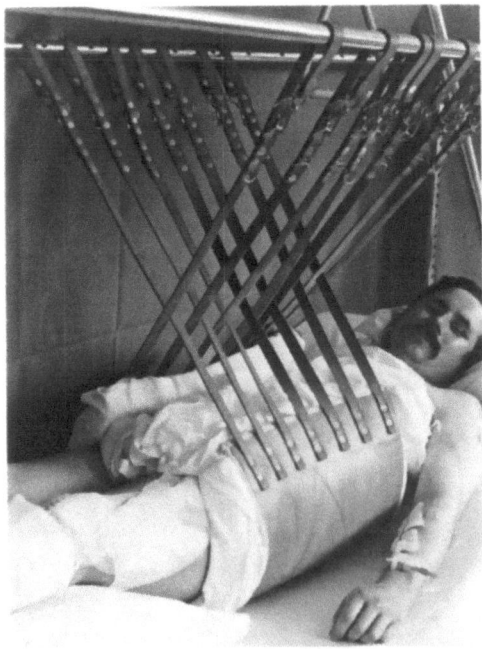

Abb. 2.38. Beckenkompressionsverband

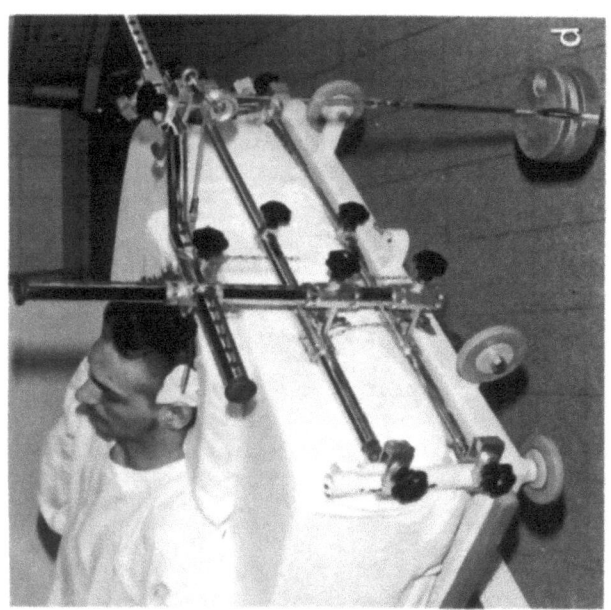

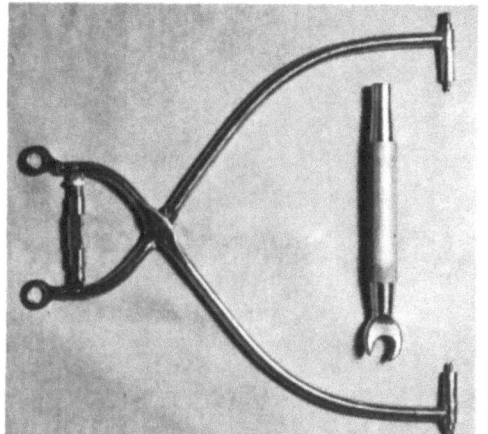

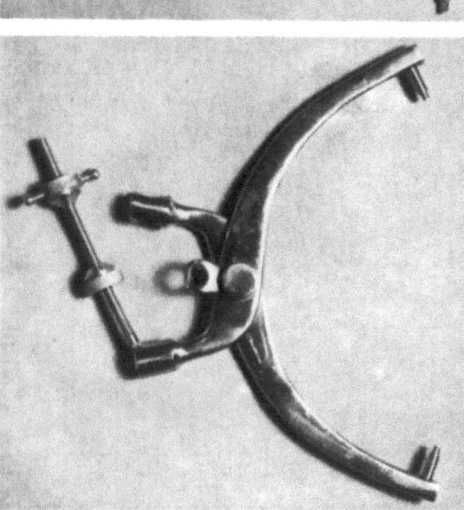

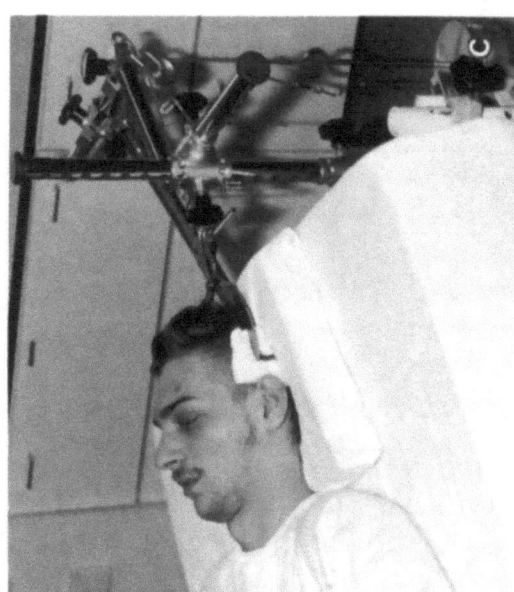

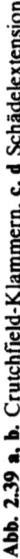

Abb. 2.39 a, b. Crutchfield-Klammern, c, d Schädelextension

41

etwa 1 cm lange Inzision angelegt. Mit einem speziellen Bohransatz wird je nach Ausführung der Crutchfield-Klammern ein etwa 3 mm tiefes Loch gefräst, welches nur die Tabula externa perforiert.

Im Anschluß erfolgt das Einsetzen der Zangenspitzen in beide Bohrlöcher und das Festziehen der Spannschrauben.

Hautnaht und steriler Verband.

Fachgerechte Lagerung auf einem Schaumstoffpolster mit ausgeschnittenem Loch zur besseren Einmuldung und damit Schienung des Kopfes. Gewichtsbelastung je nach Indikation bis zu 7 kg.

3. Die verschiedenen Verletzungsarten in der Unfallchirurgie im Zusammenhang mit den konservativen und präoperativen Maßnahmen

3.1 Allgemeine Verletzungsarten

Bei den Auswirkungen eines Traumas auf den Organismus unterscheiden wir lokale und allgemeine Folgen. Bei den *allgemeinen Folgen* steht der Schock im Vordergrund, der durch einen Volumenverlust mit Zentralisationen des Kreislaufs zustande kommt. Durch den Volumenverlust kommt es zu einer vermehrten Ausschüttung von Katecholaminen, die wiederum eine periphere Verengung der Gefäße — sowohl arteriell wie auch venös — bewirken. Der venöse Rückstrom zum Herzen wird vermindert; dadurch kommt es zu einer Minderung des Herzzeitvolumens. Die Herabsetzung des Herzzeitvolumens hat wiederum Auswirkungen auf die Mikrozirkulation: es kommt zu einer Erhöhung der Blutviskosität, eine Aggregation der Blutblättchen sowie Blutgerinnungsveränderungen treten auf. In der Lunge finden sich Mikroembolien, weitere organspezifische Auswirkungen durch die Mikrozirkulationsstörung sind die Folge.

Wie bereits im Abschnitt 2.3 (präoperative Behandlung bei Notfallsituationen) besprochen, ist die Beherrschung des Schockzustandes Voraussetzung für weitere operative Maßnahmen. Operationen zur Behandlung lebensbedrohender Verletzungen sind davon ausgenommen.

Die lokalen Verletzungsfolgen führen zu einer Gewebsschädigung.

Es kann zu lokal abgrenzbaren Gewebsschädigungen kommen, es können einzelne Organsysteme betroffen sein oder die Verletzungsfolgen können im Bereich des Bewegungsapparates liegen. Betreffen die Verletzungsauswirkungen verschiedene Organsysteme gleichzeitig, so sprechen wir von einem *Polytrauma*.

3.1.1 Bänder- und Gelenkkapselverletzungen

Wir beschränken uns im folgenden auf die Darstellung der Verletzungsfolgen im Bereich des Bewegungsapparates.

Die Verletzungen am Bewegungsapparat können einmal reine Weichteilverletzungen sein, zum anderen kann es zu knöchernen Verletzungen kommen.

Die „harmloseste" Stufe einer Verletzung stellt eine *Prellung oder Kontusion* dar. Infolge stumpfer, direkter Gewalteinwirkung (z. B. Stoß, Schlag mit dem Hammer) kommt es zu einer Quetschung verschiedener Gewebsarten, wie der Haut, des Unterhautgewebes, von Muskelbändern und Sehnen sowie der Gelenkkapsel.

Eine Stauchung hat ähnliche Auswirkungen an den genannten Geweben, sie entsteht jedoch durch indirekte Gewalteinwirkung.

Die Diagnose ergibt sich oft aus der Anamnese. Zum Ausschluß von Knochen- und Bandverletzungen sind Röntgenaufnahmen erforderlich.

Die Behandlung beschränkt sich auf symptomatische Salbenverbände und gegebenenfalls vorübergehende Ruhigstellung.

3.1.1.1 Distorsion (Entstehung und Behandlung)

Unter einer Distorsion (Zerrung oder Überdehnung) versteht man eine geschlossene Gelenkverletzung. Die auf das Gelenk einwirkende Gewalt erfolgt meist indirekt. Wir unterscheiden zwei Grade der Distorsion:
1. Zerrung: elastische Dehnung der Bänder
2. Überdehnung: teilweiser Bandeinriß ohne gänzliche Kontinuitätstrennung eines Bandes.

Die häufigsten Distorsionen finden sich im Bereich der Sprung- und Kniegelenke.

Die Diagnose ergibt sich ebenfalls meistens aus der Anamnese.

Bei der klinischen Untersuchung findet sich meist ein diffuser Druckschmerz im Bereich der Gelenkkapsel sowie ein Druckschmerz an dem Bandansatz. Wichtig ist der Schmerz bei Überdehnung der Bänder.

Zum Ausschluß einer Bandruptur ist die Prüfung auf Aufklappbarkeit eines Gelenkspaltes unbedingt erforderlich. Ein blutiger Gelenkerguß wird häufig angetroffen.

Zur Röntgendiagnostik sind Aufnahmen des verletzten Gelenkes in 2 Ebenen sowie gegebenenfalls *gehaltene Aufnahmen zum Ausschluß einer Bandruptur* notwendig.

Zur Behandlung werden wie bei der Kontusion meistens symptomatische Salbenverbände angelegt. Zur vorübergehenden Ruhigstellung des verletzten Gelenkes ist oft eine elastische Binde ausreichend.

Bei der Überdehnung wird eine Ruhigstellung im Gipsverband für 2–6 Wochen erforderlich sein.

3.1.1.2 Bandruptur

Bei einer Bandruptur ist die Kontinuität eines oder mehrerer Bänder an einem Gelenk unterbrochen.

Bei der klinischen Untersuchung findet man einen Dehnungsschmerz, der gelegentlich sogar geringer als bei der Distorsion sein kann, ferner einen Druckschmerz am Bandansatz. Es besteht eine Gelenkinstabilität mit Aufklappbarkeit des Gelenkspaltes. Außerdem finden sich ein Bluterguß und meist auch ein blutiger Gelenkerguß.

Zur Röntgendiagnostik sind Aufnahmen des Gelenkes in 2 Ebenen sowie gehaltene Aufnahmen zur Objektivierung der Bandruptur nötig. Gehaltene Aufnahmen des unverletzten Gelenkes der Gegenseite sind zum Vergleich anzufordern.

Die Behandlung erfolgt in der Mehrzahl der Fälle operativ durch direkte Bandnaht. Anschließend an die Operation finden nach ca. 8 Tagen bis zur Fädenentfernung dosierte Bewegungsübungen statt, wobei die verletzte Extremität aus der angelegten Gipsschiene genommen wird. Nach der Wundheilung Gipsruhigstellung bis zur Ausheilung der Bandverletzung für 4–6 Wochen.

3.1.1.3 Luxation (Entstehung und Behandlung)

Unter einer Luxation (Verrenkung) versteht man eine Gelenkverletzung, die zu einem Kontaktverlust der gelenkbildenden Knochenenden führt.

Eine Subluxation stellt die Vorstufe einer Luxation dar, es kommt nur zu einem unvollständigen Kontaktverlust der Knochenenden.

Die Luxation ist meistens von einer ausgedehnten Zerreißung des Kapselbandapparates begleitet. Ferner kann es zu einer begleitenden Zerstörung von Knochenanteilen kommen. Wir sprechen dann von einer *Luxationsfraktur*.

Eine Luxation kann durch ein Trauma entstehen, wir kennen jedoch auch noch die gewohnheitsmäßige Luxation (am häufigsten des Schultergelenks oder der Kniescheibe). Bei der angeborenen Luxation (z. B. Hüftluxation) handelt es sich um eine entwicklungsbedingte Störung der Ausbildung eines Gelenkes.

Eine Luxation ist immer von einer Funktionseinschränkung im entsprechenden Gelenk begleitet. Ferner finden wir Bewegungsschmerzen, lokal eine Schwellung, ein Hämatom und einen Gelenkerguß. Äußerlich ist oft eine Deformierung im Gelenk erkennbar. So ist bei einer Schultergelenksverrenkung der Oberarmkopf meist unterhalb der Pfanne zu tasten.

Eine Röntgenuntersuchung des betroffenen Gelenkes, auch bei klinisch offensichtlichem Vorliegen einer Verrenkung, ist zu fordern, um eine knöcherne Begleitverletzung auszuschließen.

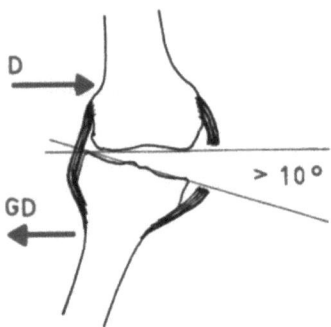

Abb. 3.1. Schema einer gehaltenen Röntgenaufnahme bei Verdacht einer Bandruptur
D Druck, *GD* Gegendruck
Klafft der Gelenkspalt auf der Seite der Verletzung um mehr als 10° oder liegt eine Seitendifferenz gegenüber der unverletzten Seite von mehr als 3–5° vor, ist mit Sicherheit ein Bänderriß vorhanden

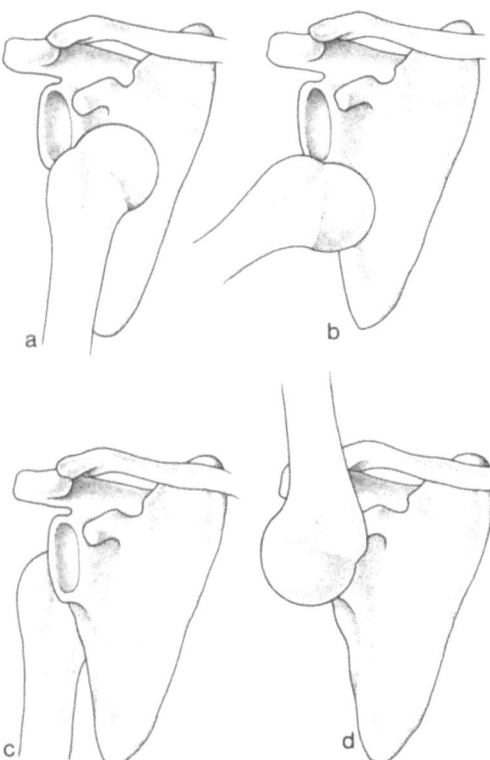

nur eine teilweise Kontinuitätstrennung des Knochens vor. Eine Fissur ist im Röntgenbild daher oft schwer zu erkennen.

Wir kennen folgende Frakturtypen:
— Infraktur
— Querfraktur
— Schrägfraktur
— Dreh- oder Torsionsfraktur
— Stückfraktur
— Biegungsfraktur mit Biegungskeil
— Trümmerfraktur
— Impressionsfraktur
— Knochenabrisse.

Abb. 3.2 a–d. Luxation im Schultergelenk in schematischer Darstellung. **a** Luxatio subcoracoidea, **b** Luxatio axillaris, **c** Luxatio infraspinata, **d** Luxatio axillaris erecta

Gelenkluxationen sind häufig durch begleitende Gefäß- und Nervenverletzungen gekennzeichnet. Eine entsprechende Befunderhebung ist vor der Reposition unbedingt durchzuführen.

Die Reposition erfolgt unter vorsichtigem Zug bei entsprechendem Gegenzug. Bei unüberwindlichem Muskelwiderstand ist zur Relaxierung eine Kurznarkose nötig.

Gelingt die geschlossene Reposition, nicht so muß die Einstellung des Gelenkes durch operative Freilegung erfolgen.

Zur Nachbehandlung wird das Gelenk ruhiggestellt. Die Dauer der Ruhigstellung ist für die einzelnen Gelenke unterschiedlich. Zur Vermeidung von Gelenkkontrakturen darf die Ruhigstellung nicht zu lange dauern.

3.1.2 Aufgliederung der Frakturformen

Eine Fraktur stellt eine Kontinuitätstrennung des Knochens dar. Bei einer Fissur liegt dagegen

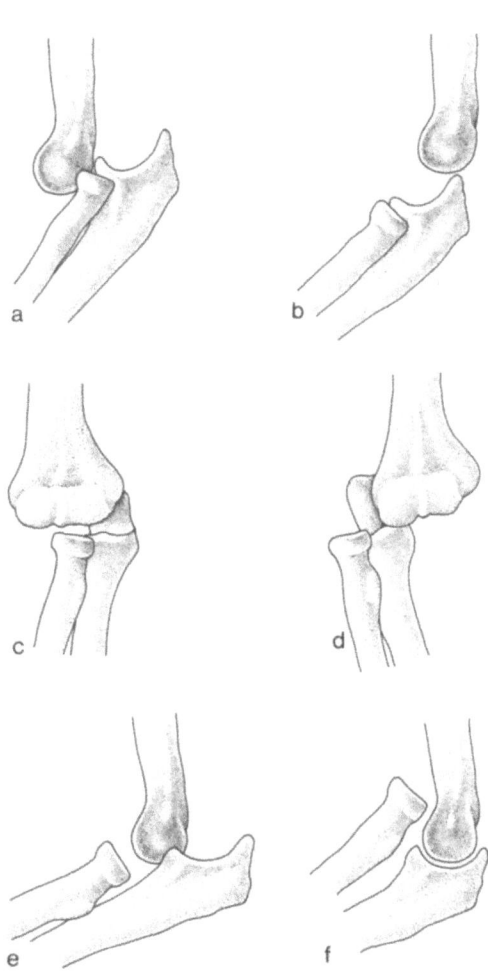

Abb. 3.3 a–f. Ellenbogenluxation in schematischer Darstellung. **a** Luxation nach hinten, **b** Luxation nach vorn, **c** Luxation nach ulnar, **d** Luxation nach radial, **e, f** Mechanismus der Luxation des Radiusköpfchens

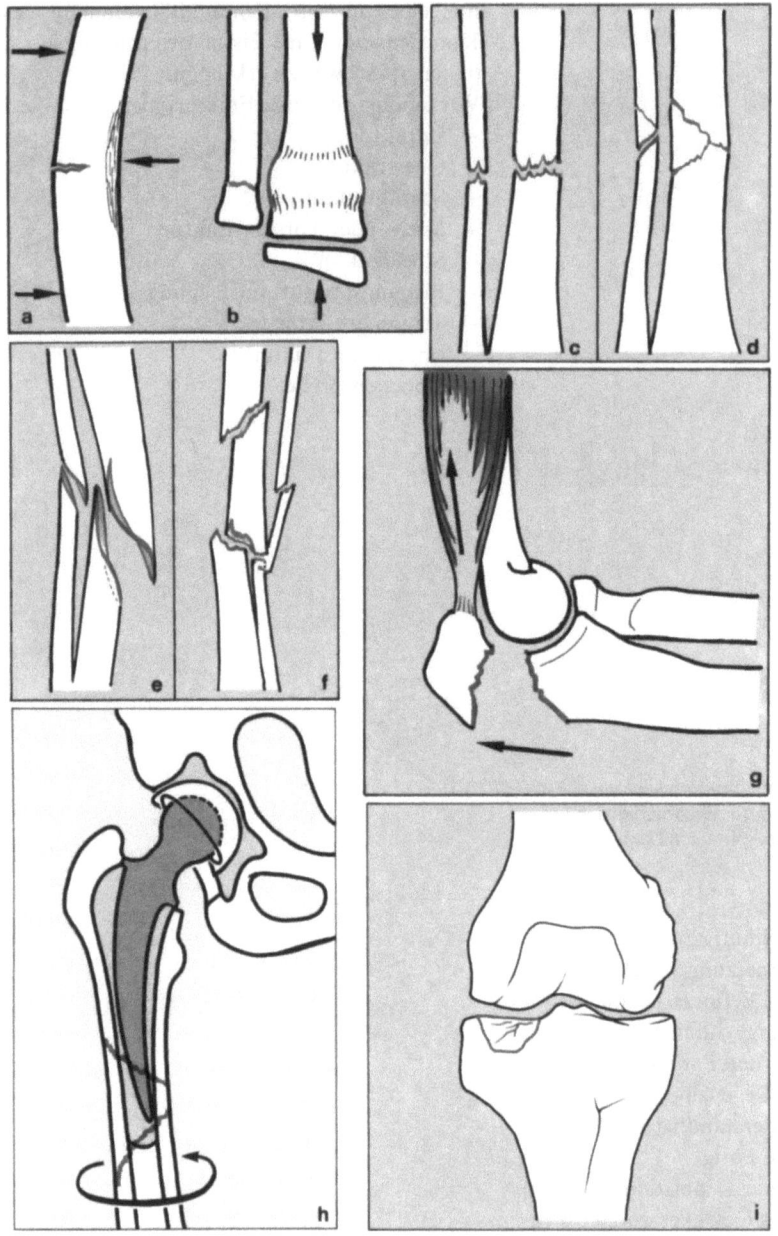

Abb. 3.4. a Infraktion, **b** Wulstfraktur beim Kind, **c** Querfraktur, **d** Biegungsfraktur mit Biegungskeil, **e** Drehfraktur, **f** 2-Etagen-Fraktur, **g** Abrißfraktur des Ellenhakens, **h** Ermüdungsfraktur in Höhe des Schaftendes einer Hüftendoprothese, **i** Impressionsfraktur des Schienbeinkopfes

Eine Fraktur kann folgende Fehlstellungen bewirken:
- Achsenknick
- Seitenverschiebung mit Verkürzung oder Auseinanderweichen der Bruchenden
- Torsion
- Einstauchung
- Verkeilung.

Typische Frakturen bei Kindern sind:
- Grünholzfraktur
- Verletzungen der Wachstumsfuge.

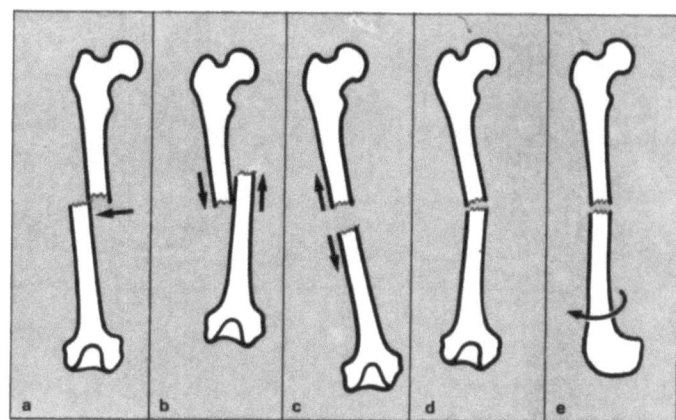

Abb. 3.5 a–e. Fehlstellungen.
a Seitenverschiebung, b Ver
kürzung, c Verlängerung,
d Achsenknickung,
e Verdrehung

3.1.2.1 Geschlossene Frakturen

Bei einer geschlossenen Fraktur sind die Weich-
teile im Frakturbereich intakt, es hat weder eine
Durchspießung der Haut noch eine ausgeprägte
Quetschung der Weichteile stattgefunden.

3.1.2.2 Offene Frakturen

Bei offenen Frakturen unterscheiden wir drei
Grade:
a) Offene Fraktur I. Grades
Die Haut ist durch Knochenfragmente von
innen her durchspießt.
b) Offene Fraktur II. Grades
Die Haut ist von außen nach innen durchtrennt
und teilweise gequetscht.
c) Offene Fraktur III. Grades
Durch die Gewalteinwirkung kam es zu ausgedehnter Schädigung der Haut, des Unterhaut-
und Fettgewebes. Gefäße und Nerven können
mit geschädigt sein.
Der Schweregrad der offenen Fraktur bestimmt
das therapeutische Vorgehen:
Die offene Fraktur I. Grades wird in der Regel
wie eine geschlossene Fraktur behandelt.
Bei der offenen Fraktur II. Grades erfolgt die
Entfernung des abgestorbenen Gewebes, danach Stabilisierung der Fraktur.
Die offene Fraktur III. Grades wird vorzugsweise durch Stabilisierung mit dem Fixateur
externe behandelt. Bei ausgedehnter Weichteil-
schädigung kann die verletzte Extremität mittels der eingebrachten Steinmann-Nägel in
Schwebelage gebracht werden.

3.2 Frakturen des Beckengürtels

3.2.1 Beckenrandfraktur

Es handelt sich hierbei um eine Fraktur im
Bereich der Darmbeinschaufel.

Entstehung. Meist durch direkte Gewalteinwir-
kung.
Indirekt kann dieser Frakturtyp im Sinne einer
Abrißfraktur entstehen.
Bei Kindern und Jugendlichen kennen wir die
Apophysenlösungen.

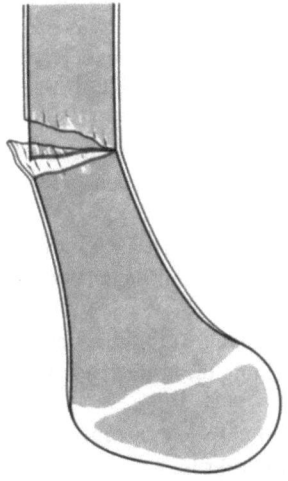

Abb. 3.6. Grünholzfraktur Periost einseitig gerissen,
auf der Gegenseite intakt

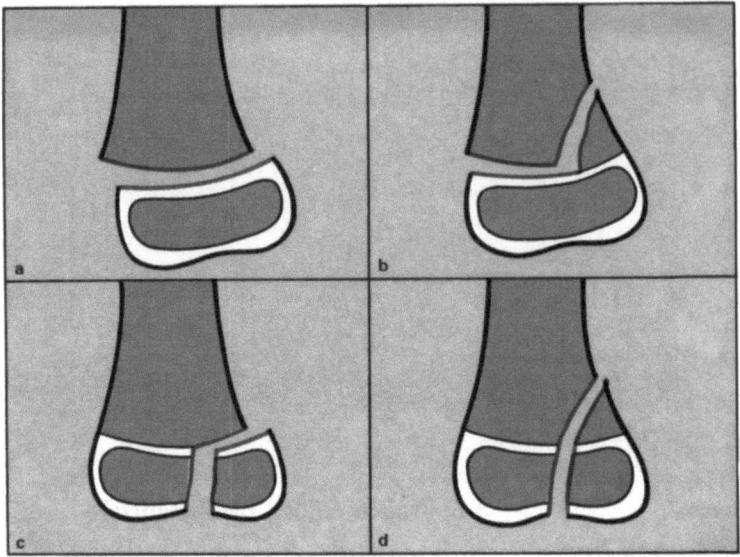

Abb. 3.7 a–d. Verletzungen der Wachstumsfuge. **a** Epiphyseolyse, keine Verletzung der Wachstumszone; **b** Epiphysenlösung mit metaphysärem Fragment, ebenfalls keine Verletzung des Stratum germinativum; **c** Epiphysenfraktur mit epiphysärem Fragment und Verletzung der Wachstumszone; **d** Epiphysenfraktur mit epimetaphysärem Fragment;

3.2.2 Beckenringfraktur

Die Beckenringfrakturen unterteilen wir einmal in solche ohne, zum anderen in solche mit Sprengung des Beckenringes.

Schema. Bei der Sprengung des Beckenringes verläuft die Fraktur einmal durch das Scham- und das Sitzbein sowie entweder durch die Beckenschaufel oder die Iliosakralregion.

Von einer doppelten Ringfraktur sprechen wir, wenn die Frakturlinie den Beckenring beiderseits der Mittellinie betroffen hat.

Eine Verrenkungsfraktur im Beckenbereich liegt vor, wenn eine Beckenseite nach kranial hin verschoben ist.

Bei einer Symphysensprengung ist die Bandhaft durchtrennt, es kommt zum Klaffen im Bereich der Symphyse.

Bei den genannten Beckenfrakturen ist neben der Röntgenuntersuchung die ergänzende Diagnostik notwendig:
- Kontrolle des Spontanwasserlassens, Hämoglobin, Hämatokrit
- Urinbefund auf Erythrozyten.

Die Beckenfrakturen werden oft wegen eines begleitenden retroperitoneal gelegenen Häma-

toms durch einen hohen Blutverlust gekennzeichnet.

Gewinnt man bei einem Patienten mit einer Beckenfraktur keinen Spontanurin, so muß er katheterisiert werden. Bei klinischem Verdacht auf einen Harnröhrenabriß oder eine Blasenverletzung ist die Durchführung eines Urethro- und Zystogramms erforderlich.

Je nach Befund weitere operative Behandlungsmaßnahmen durch den Urologen.

Therapie. Die genannten Beckenfrakturen werden in der Regel konservativ mit Bettruhe, medikamentös mit Analgetika und Antiphlogistika behandelt. Bei der Verrenkung einer Beckenseite muß eine Extension zur Reposition angelegt werden.

Bei der Symphysensprengung mit erheblicher Diastase ist die Lagerung im Beckenkorb vorzunehmen. Es besteht die Möglichkeit einer operativen Versorgung.

Merke. Bei den Beckenrandfrakturen ist die Darmbeinschaufel betroffen. Apophysenlösungen kommen bei Kindern und Jugendlichen vor. Beckenringfrakturen kommen mit und ohne Sprengung des Beckenringes vor. Bei einer Verrenkungsfraktur ist eine Beckenseite nach kranial verschoben.

Die doppelte Ringfraktur wird als Schmetterlingsfraktur bezeichnet.

Die Therapie der Beckenfrakturen erfolgt überwiegend konservativ und symptomatisch.

Neben der Röntgendiagnostik ist der Ausschluß der Mitverletzung innerer Organe, insbesondere einer Blasenverletzung, wichtig.

3.2.3 Hüftgelenkspfannenfraktur

Frakturen der Hüftgelenkspfanne führen bei nicht behobener stärkerer Verschiebung unweigerlich zur posttraumatischen Hüftgelenkarthrose. Besondere Bedeutung kommt daher der anatomischen Reposition und der anschließenden Fixierung der Reposition bis zur knöchernen Ausheilung zu.

Durch die Möglichkeiten der stabilen Osteosynthese wurde eine Verbesserung der Prognose erreicht.

Wir unterscheiden folgende Grundtypen von Pfannenfrakturen:

3.2.3.1 Isolierte Pfannenrandfraktur

Teilt man die Darmbeinschaufel und die Hüftpfanne durch eine Senkrechte, so ist eine Unterteilung in den dorsalen und ventralen Pfeiler möglich. Wir unterscheiden demnach:

a) Frakturen des ventralen Pfeilers

Frakturen des ventralen Pfannenrandes sind seltener als die des dorsalen. Bei der ventralen Pfeilerfraktur ist der Femurkopf nach ventromedial verschoben.

b) Frakturen des dorsalen Pfeilers

Häufiger sind die dorsalen Pfannenrandfrakturen mit Luxation oder Subluxation des Femurkopfes nach dorsolateral verschoben.

Verletzungsmechanismus:

Gewalteinwirkung auf das Kniegelenk bei um 90° gebeugter Hüfte (sog. Dash-Board-Verletzung).

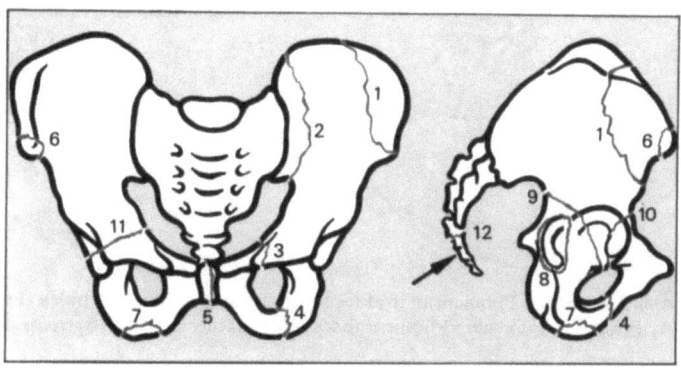

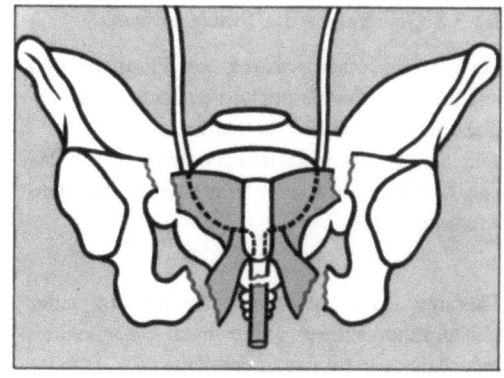

Abb. 3.8. a Formen der Becken- und Hüftpfannenbrüche. *1* Darmbeinbruch, *2* hinterer Ringbruch, *3* u. *4* Scham- und Sitzbeinbrüche, *5* Symphysenzerreißung, *6* Abriß der Spina iliaca ventralis, *7* Tubor-ossis-ischii-Abriß, *8* dorsokraniales Hüftpfannenfragment, *9* hinterer Hüftpfeilerbruch, *10* vorderer Hüftpfeilerbruch *11* Pfannengrundquerbruch, *12* Steiß- und Kreuzbeinbrüche **b** Schmetterlingsfraktur des vorderen Beckenringsbds. mit Harnröhrenriß

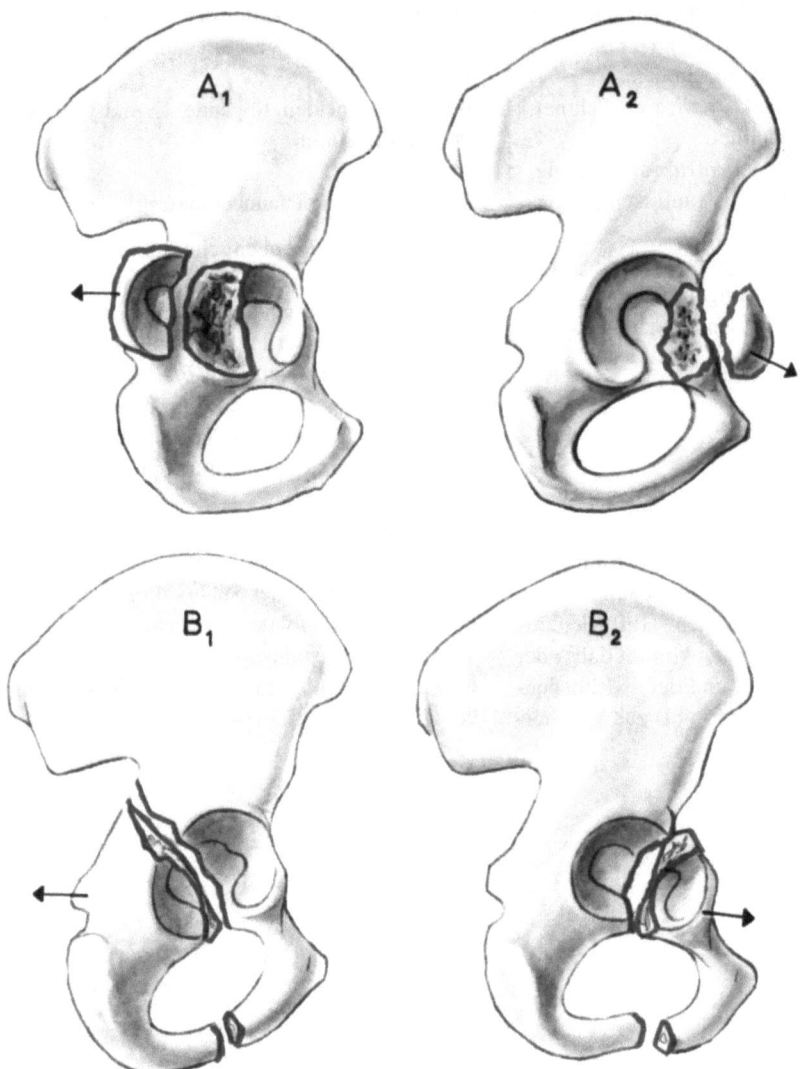

Abb. 3.9. Isolierte Pfannenrandfraktur (Grundtypen). A_1 Fraktur des dorsalen Pfannenrandes, A_2 Fraktur des ventralen Pfannenrandes, B_1 dorsaler Pfeilerbruch, B_2 ventraler Pfeilerbruch

3.2.3.2 Querfraktur des Pfannengrundes

Bei der Querfraktur durch den Pfannengrund mit Luxation des Femurkopfes nach zentromedial sind beide Pfeiler betroffen.

Eine Kombination aus den genannten Grundtypen kommt in etwa der Hälfte aller Pfannenfrakturen vor.

Therapie. Die operative Versorgung einer Hüftpfannenfraktur sollte nach Möglichkeit innerhalb von 10 Tagen erfolgen.

Der Ausdehnung des Eingriffes Rechnung tragend, muß die präoperative Vorbehandlung optimal sein:

Präoperativ sollte das Bein auf einem Schleifbrett mit einer suprakondylären Steinmann-Nagelextension gelagert werden.

Die Steinmann-Nagelextension erweist sich intraoperativ oft als Repostionshilfe. Bei nur geringer Subluxation genügt die Lagerung des Beines auf einer Schaumstoffschiene.

Bei nicht möglicher operativer Versorgung einer Hüftpfannenfraktur sowie bei zentraler

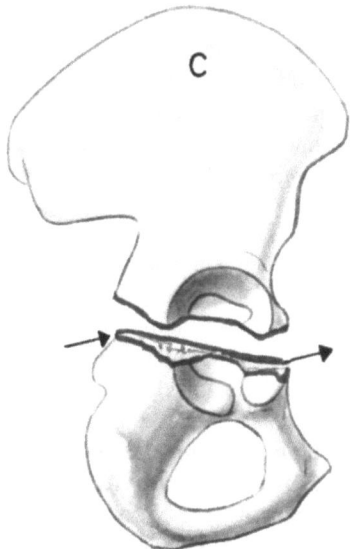

Abb. 3.10. Querfraktur des Pfannengrundes durch beide Pfeiler

Hüftgelenksluxation muß die Behandlung durch eine suprakondyläre Steinmann-Nagelextension als alleinige Maßnahme über Wochen durchgeführt werden.

Komplikationen bei den Hüftpfannenfrakturen betreffen in erster Linie den N. ischiadicus sowie die großen Gefäße, Blase und Harnröhre.

Zur Operationsplanung sind folgende Röntgenaufnahmen nötig:

a) Beckenübersicht, verletzte Hüfte a. p.

b) Obturatum-Aufnahme mit Hebung der verletzten Hüfte um 45° zur besseren Darstellung des ventralen Pfeilers.

c) Ala-Aufnahme mit Hebung der nicht verletzten Beckenhälfte um 45° zur besseren Darstellung des dorsalen Pfeilers.

Bei der postoperativen Nachbehandlung ist wegen der großen Wundhöhlen besonderes Augenmerk auf eine einwandfreie Funktion der Redondrainagen zu legen. Die Drainage der Wundhöhlen soll über 45 h erfolgen. Am ersten postoperativen Tag wird mit isometrischem Muskeltraining begonnen. Am zweiten postoperativen Tag schließt sich eine aktive Übungsbehandlung im Bett unter krankengymnastischer Aufsicht an.

Gehübungen unter Entlastung des Beines der verletzten Seite erfolgen nach der ersten Woche.

Die Dauer der Frakturbildung nimmt in der Regel 10–12 Wochen in Anspruch, danach kann das Bein der verletzten Seite voll belastet werden.

Merke. Frakturen der Hüftgelenkspfanne bedürfen der operativen Behandlung, da posttraumatische Verschiebungen der Hüftpfanne einen präarthrotischen Faktor darstellen.

Bei den isolierten Pfannenrandfrakturen unterscheiden wir Frakturen des ventralen und dorsalen Pfeilers. Die Querfraktur durch den Pfannengrund entsteht durch eine Luxation des Femurkopfes nach zentromedial.

In der Regel wird präoperativ mit einer suprakondylären Steinmann-Nagelextension vorbehandelt. Bei nicht möglicher operativer Behandlung erfolgt die alleinige Extensionsbehandlung über Wochen.

Zur Operationsplanung sind spezielle Röntgenaufnahmen erforderlich.

Bei der postoperativen Nachbehandlung ist wegen der großen Wundhöhlen besonderes Augenmerk auf die Redondrainagen zu richten.

3.3 Frakturen der unteren Extremität

3.3.1 Hüftgelenksnahe Fraktur des Oberschenkels

3.3.1.1 Oberschenkelhalsfraktur

Schenkelhalsfrakturen finden sich häufig bei Patienten in vorgerücktem Alter. Der Heilverlauf wird oft durch eine Nekrose kompliziert, da es durch den Unfallmechanismus zu einer Schädigung der Blutversorgung des Schenkelkopfes kommt. Die Blutversorgung des Schenkelkopfes kommt zu vier Fünfteln aus den Kapselgefäßen, zu einem Fünftel aus dem Ligamentum capitis femoris.

Die Anatomie des Schenkelhalses geht aus Abb. 3.11 hervor.

Der Schenkelhalsneigungswinkel beträgt 125°

Entstehung. Die Oberschenkelhalsfraktur entsteht in der Regel durch eine indirekte Gewalt-

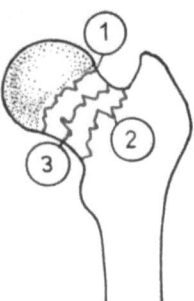

Abb. 3.11. Schenkelhalsfrakturen. *1* medial, *2* lateral, *3* intermediäre

einwirkung durch einen Abschermechanismus des Beines oder durch einen Sturz auf den großen Rollhügel. Dabei kommt es zu typischen Frakturformen:

a) *Abduktionsfraktur.* Stauchung des Oberschenkelkopfes gegen das proximale Halsfragment mit Valgisierung des Kopfes. Es wird meist zu einer günstigen Verkeilung im Frakturbereich kommen.

b) *Adduktionsfraktur.* Bei der Adduktionsfraktur kommt es zum Klaffen des Bruchspaltes und zur Verschiebung im Frakturbereich in dem Sinne, daß das Bein durch den Muskelzug nach körperwärts gezogen wird.

Klinik. Die klinische Diagnose einer Schenkelhalsfraktur ergibt sich aus einem Bewegungsschmerz im Hüftgelenk und einem Stauchschmerz des Beines sowie aus einer entsprechenden Fehlhaltung, meist einer Außenrotation.

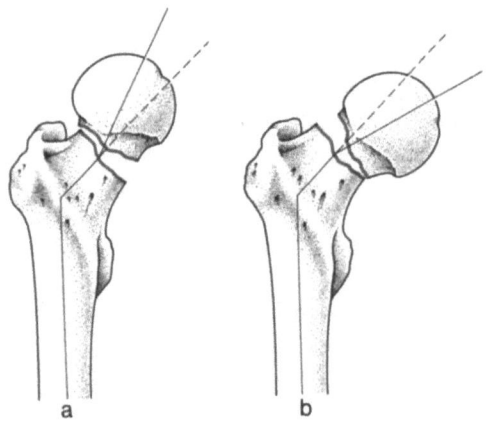

Abb. 3.12. a Abduktionsfraktur führt zur Valgusstellung, **b** Adduktionsfraktur führt zur Varusstellung

Nach der Lokalisation unterscheidet man mediale und laterale sowie intermediäre Schenkelhalsfrakturen. Von Pauwels wurde eine weitere Einteilung der medialen Frakturen in Grade I, II u. III vorgenommen. Diese Einteilung hat für die operative Therapie Bedeutung.

Therapie. Die Schenkelhalsfrakturen werden heutzutage — abgesehen von günstig verkeilten Abduktionsfrakturen — überwiegend operativ behandelt. Bei den interartikulären Frakturformen kommt es zu einem Bluterguß in die Kapsel, dadurch wiederum zu einer Verengung der hüftkopfernährenden Gefäße. Durch Herabsetzung der Blutversorgung kommt es zu einem Absterben des Hüftknopfes. Aus diesem Grunde muß während der Operation die Hüftkapsel eröffnet und das Hämatom entfernt werden.

Die Fixation nach erfolgter Reposition erfolgt mit Winkelplatten und Schrauben. Der früher häufig verwendete Smith-Peterson-Nagel findet kaum noch Verwendung.

Wegen der drohenden Hüftkopfnekrose bei dislozierten medialen Schenkelhalsfrakturen wird beim alten Menschen das verletzte Hüftgelenk durch eine Totalendoprothese ersetzt. Hierdurch umgeht man die lange Entlastungszeit von etwa 3 Monaten, die bei operativer Versorgung mit einer Osteosynthese notwendig ist. Der ältere Patient kann damit das Bein sofort belasten; die im Alter so wichtige Sofortmobilisation kann schon bald nach der Operation einsetzen.

Bei Kindern und Jugendlichen ist die operative Versorgung der Schenkelhalsfraktur während der ersten Stunde nach dem Unfall dringend erforderlich, da durch ein länger bestehendes Kapselhämatom die Durchblutung des Hüftkopfes gefährdet wird und nachfolgend eine Hüftkopfnekrose entstehen kann.

3.3.1.2 Per- und subtrochantere Oberschenkelfraktur

Entstehung. Überwiegend durch indirekte Krafteinwirkung mit Adduktions- und Biegungsmechanismus.

Klinik. Die klinische Diagnose ergibt sich aus Beinverkürzung, schmerzbedingter Bewegungs-

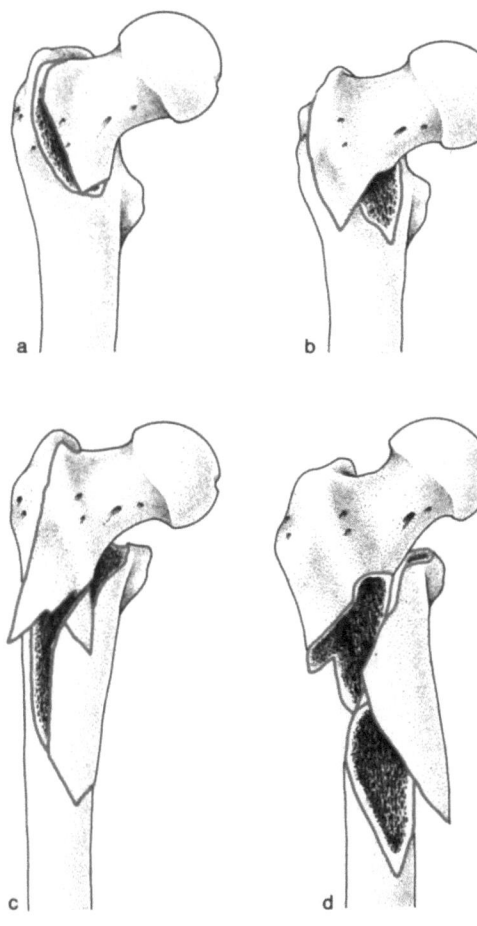

3.3.2 Oberschenkelschaftfraktur

Entstehung. Meist durch direkte Gewalteinwirkung unter Biegung, Stauchung und Drehung.

Klinik. Die klinische Diagnose ergibt sich meist aus einem erheblichen Hämatom im Bereich des Oberschenkels, einer Fehlstellung des distal der Fraktur gelegenen Beines sowie einer Verkürzung des Oberschenkels.

Zur Röntgendiagnostik sind eine Beckenübersicht, Aufnahmen des Oberschenkels in 2 Ebenen sowie des Kniegelenkes in 2 Ebenen erforderlich.

Röntgenologisch kommen im Oberschenkelschaftbereich Querfrakturen, Torsionsmehrfragment- und Trümmerfrakturen zur Darstellung.

Abb. 3.13. a Pertrochantere Fraktur mit intaktem Schenkelhalssporn, **b** pertrochantere Fraktur bei schmächtigem Femur, **c** Zersplitterung des proximalen Femuranteiles, **d** subtrochanterer Ausbruchkeil

einschränkung und Außendrehfehlstellung des verletzten Beines.

Das Röntgenbild zeigt häufig Mehrfragmentbrüche.

Die Behandlung ist aus den obenangeführten Gründen zur Vermeidung längerer Liegezeiten nahezu ausschließlich operativ. Es erfolgt die Osteosynthese mit Winkelplatten, wobei Umstellungen im Bruchbereich, wie z. B. die Aufrichtung des proximalen Fragmentes im Sinne der Valgisation für die knöcherne Ausheilung und die spätere Belastung von Vorteil sind.

Die Mobilisation erfolgt postoperativ zunächst am Gehwagen, später an Unterarmgehstützen, die Entlastung des verletzten Beines muß für etwa 3 Monate durchgeführt werden.

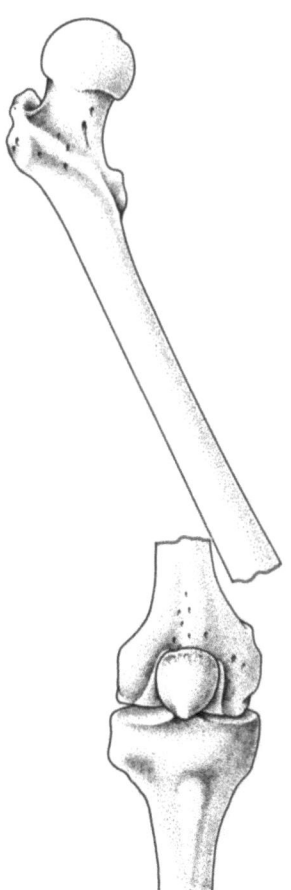

Abb. 3.14. Fraktur im körperfernen Drittel des Oberschenkels

Therapie. Die Behandlung ist bei Erwachsenen nahezu ausschließlich operativ. Die Begründung hierfür liegt in der hohen Gefahr der Ausbildung von Falschgelenken sowie von Fehlstellungen im Frakturbereich.

Zur operativen Behandlung verwendet man einen Marknagel; die Behandlung kann auch durch eine übungsstabile Osteosynthese erfolgen.

Für die verschiedenen Verfahren bestehen bestimmte Indikationskriterien.

Die Oberschenkelmarknagelung ist bei Frakturen im mittleren Drittel indiziert.

Die Behandlung der Oberschenkelfraktur bei Kindern erfolgt durch Lagerung auf dem sog. Weberbock. Zur korrekten Lagerung wird suprakondylär ein Steinmann-Nagel zur Anbringung einer Extension gelegt.

3.3.3 Kniegelenksnahe Femurfraktur

Entstehung. Durch direkte Gewalteinwirkung unter Biegung und Drehung.

Klinik. Die klinische Diagnose ergibt sich aus Hämatombildung, Bewegungsschmerzen, Krepitation.

Zur Röntgendiagnostik sind Aufnahmen des Oberschenkels und Kniegelenkes in 2 Ebenen erforderlich.

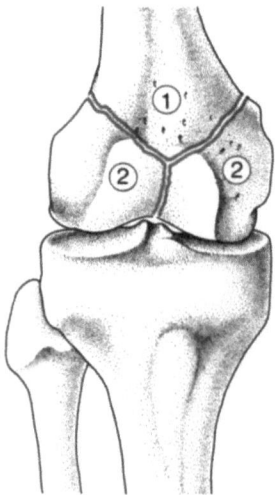

Abb. 3.15. Kniegelenksnahe Femurfraktur. *1* Supra- und transkondyläre Fraktur, *2* Abbruch der Kondylen

Röntgenologisch kommen T- oder Y-Kondylenfrakturen zur Darstellung.

Häufig sind Mehrfragment- und Trümmerfrakturen.

Therapie. Die Behandlung ist ebenfalls überwiegend operativ, um bei der meist vorhandenen Kniegelenksbeteiligung zur Vermeidung einer Sekundärarthrose nach Möglichkeit wieder optimale Gelenkverhältnisse herzustellen.

Bei wenig verschobenen Frakturen kommt man mit alleiniger Schraubenosteosynthese aus. Bei ausgedehnteren Frakturen bietet sich die Behandlung mit der sog. Kondylenplatte oder mit einer kleeblattförmig gestalteten Platte an.

Begleitend kommt bei distalen Femurfrakturen häufig eine Verletzung von Nerven und Gefäßen, insbesondere der A. femoralis und des N. fibularis, vor.

3.3.4 Fraktur der Kniescheibe

Entstehung. Durch direkte und indirekte Gewalteinwirkung.

Frakturen, die durch indirekte Gewalteinwirkung an der Kniescheibe entstehen, sind oft kombiniert mit einem Einriß das äußeren und inneren Retinakulums und weisen oft eine stärkere Dialokation der Fragmente auf.

Bei direkter Gewalteinwirkung findet sich meist eine geringere Dislokation der Fragmente.

Klinik. Schwellung, Hämatombildung über der Kniescheibe, schmerzhafte Bewegungseinschränkung.

Röntgendiagnostik. Aufnahmen im antero-posterioren Strahlengang sowie seitlich und axial.

Frakturtypen
- Sternfraktur
- Querfraktur
- Trümmerfraktur
- Längsfraktur (selten).

Therapie. Bei Unversehrtheit des Reservestreckapparates ohne Klaffen und Stufenbildung des Bruchbereiches:
- Falls erforderlich Kniegelenkspunktion
- Oberschenkel-U-Gipsschiene in Streckstel-

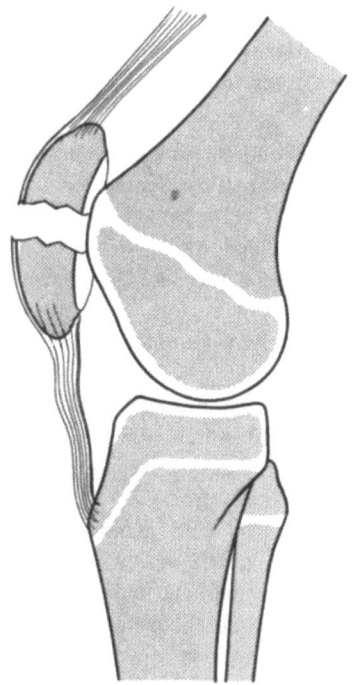

Abb. 3.16. Dislozierte Patellafraktur

lung, danach ca. 5–6 Wochen zirkulärer Oberschenkelgips in Streckstellung.
Isometrisches Muskeltraining zur Erhaltung der Funktion des Musculus quadriceps.
Nach Gipsabnahme Übungsmobilisation unter krankengymnastischer Anleitung.
Bei Mitverletzung des Reservestreckapparates, Klaffen und Stufenbildung im Frakturbereich ist die operative Behandlung vorzuziehen.

Operative Behandlung
– Zuggurtungsdrahtung,
– Zuggurtung und Kirschnerdrähte oder
– Zuggurtung nach Reposition mit einer
– Malleolar- oder Spongiosaschraube.
Bei Stückfrakturen gegebenenfalls Entfernung von irreponiblen Fragmenten, als letzte Konsequenz Patellektomie bei Trümmerfrakturen.
Patellaspitzenabriß — Fixation mit kleiner Spongiosaschraube und Zuggurtung.
Abriß der Patellarsehnennaht,
Sicherung der Naht durch Zuggurtung, die mittels einer durch die Tuberositas tibiae eingebrachten Querschraube gesichert wird.

Nachbehandlung. Bei zuverlässiger Osteosynthese Frühmobilisierung, Quadrizepsübungen sowie Streckübungen vom 1. postoperativen Tag.
Bei Ergußbildung Punktion des Knieglelenkes.
Bei nicht übungsstabiler Osteosynthese zunächst Oberschenkel-U-Schiene, nach ca. 1 Woche zirkulärer Oberschenkelgips für 4–6 Wochen.

3.3.5 Verletzung der Weichteile des Kniegelenkes

Das Kniegelenk ist bei seiner anatomischen Differenziertheit und der starken Beanspruchung mannigfaltigen Schädigungen ausgesetzt.

Klinik. Die Diagnostik bereitet vor allem bei Innenverletzungen des Kniegelenkes und unklaren Beschwerden Schwierigkeiten.
Zerrungen und Prellungen im Kniegelenksbereich können äußerst schmerzhaft sein und zuweilen mit Ergußbildung einhergehen.
Knorpelabsprengungen sind möglich, ohne daß diese auf dem Röntgenbild sichtbar werden.
Bei dem klinischen Nachweis einer stärkeren Kniegelenksergußbildung muß eine Punktion erfolgen.
Die Punktion eines Kniegelenkes ist unter Operationsbedingungen erforderlich, um eine Infektion und daraus entstehende Pyarthrose zu vermeiden!
Eine Infektion hat immer verheerende Folgen für das Kniegelenk.
Verletzungen der Bursa praepatellaris sind durch direkte Gewalteinwirkung auf die Kniescheibe möglich. Eine traumatische Eröffnung der Bursa erfordert die Bursektomie. Bei eitriger Entzündung der Bursa zunächst breite Eröffnung, Drainage, später Bursektomie.
Der Kniegelenkerguß kann dabei folgendes Aussehen haben:
a) blutig, mit Fetttropfen auf dem Blut, bei intraartikulären Knochenfrakturen
b) blutig, ohne Fetttropfen, z. B. bei Einriß der Gelenkkapsel
c) serös, z. B. bei chronischem Erguß
d) trüb, flockig, z. B. bei Infektionen.

Die Beurteilung des Punktats gibt uns demnach wichtige Hinweise auf die Art der Verletzung bzw. auf die Art der Kniegelenkserkrankung.

Therapie. Bei Platz- und Stichverletzungen im Bereich des Kniegelenkes ist bei der operativen Wundversorgung abzuklären, ob eine Verbindung zum Gelenkinnenraum besteht. Falls eine Gelenkeröffnung übersehen wird, kann es leicht zur Infektion kommen.

Therapie von Wunden mit Gelenkbeteiligung: operative Wundversorgung.

Die Behandlung besteht in Ruhigstellung (Schienenlagerung) und unterstützenden Salbenverbänden.

Eine deutliche Ergußbildung muß punktiert werden, um Stoffwechselstörungen des Knorpels zu vermeiden.

Bei Verdacht auf freie Knorpelabsprengungen entweder operative Entfernung, bei größeren osteochondralen Fragmenten Reinsertion.

3.3.5.1 Meniskusverletzung

Die Menisken stellen typisch geformte Knorpelscheiben dar, die am Kniegelenk zwischen Oberschenkel- und Schienbeinkopfgelenkfläche sowohl lateral als auch medial gelagert sind.

Durch hohe Beanspruchungen, insbesondere bei bestimmten Sportarten, wie z. B. Fußball, oder bestimmten Tätigkeiten, treten Schädigungen der Menisken gehäuft auf. Aber auch bei gewöhnlicher Beanspruchung kann es zu Ein- und Abrissen der Menisken kommen.

Klinik. Klinisch finden sich Einklemmungszeichen, wie Streckhemmung, Schmerzen bei Drehbewegungen des Unterschenkels; nicht selten besteht eine Ergußbildung.

Bei chronischen Schäden liegt eine Quadrizepsatrophie vor.

Sog. Tanzen der Patella als klinisches Zeichen einer Ergußbildung.

Die Diagnose ergibt sich aus der klinischen Symptomatik und kann durch eine Kontrastmitteldarstellung des Kniegelenkes, die sog. Arthrographie, gesichert werden.

Als Differentialdiagnose sind Bandschäden, traumatische oder anlagebedingte Knorpelabsprengungen, Chondropathien und arthrotische Veränderungen auszuschließen.

Der Meniskus kann längs oder quer einreißen, Vorder- oder Hinterhorn können abreißen.

Bei dem sog. Korbhenkelriß besteht ein vollständiger Längsriß mit Verlagerung des abgerissenen Anteils in das Kniegelenk.

Therapie. Randständige Risse können wieder angeheftet werden. Bei kleinen Einrissen ist die teilweise Entfernung des Meniskus möglich. Bei größeren Einrissen sowie Korbhenkel ist die

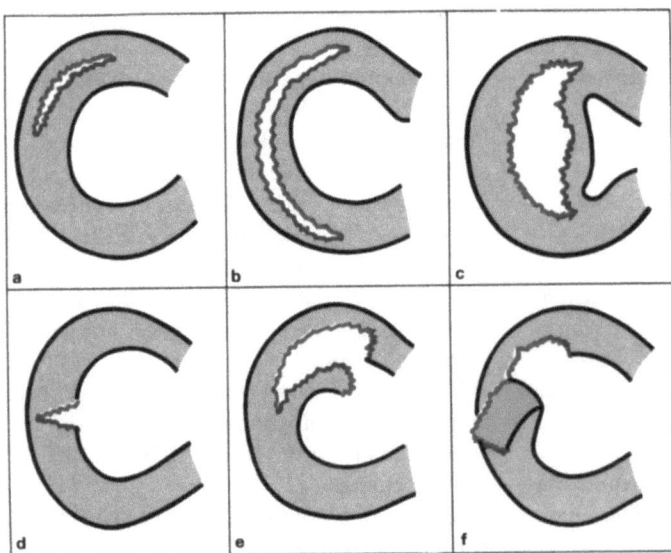

Abb. 3.17 a–f. Meniskusverletzungen. **a–c** Entstehung eines „Korbhenkelrisses" beim Meniskusschaden, **d–f** Ausbildung einer zungenförmigen Ruptur nach Meniskuseinriß

Abtragung des Meniskus, die Menisektomie erforderlich.

Ein eindeutig geschädigter Meniskus, der nicht operativ entfernt wird, führt zum beschleunigten Verschleiß des Gelenkes.

3.3.5.2 Kreuz- und Seitenbandverletzungen

Am Kniegelenk unterscheidet man folgende Bandstrukturen:

a) Kreuzband

1. Vorderes Kreuzband
   Dieses entspringt an der medialen Fläche des seitlichen Kniegelenkskondylus und zieht schräg nach vorne innen zum medialen Tuberkulum (Kreuzbandhöcker).
2. Hinteres Kreuzband
   Dieses entspringt an der lateralen Fläche der medialen Kondylengelenkfläche und verläuft schräg nach unten außen zum seitlichen Kreuzbandhöcker.

b) Seitenbänder

1. Mediales Seitenband
   Dieses entspringt am Epicondylus femoris und zieht zum medialen Tibiakopfbereich. Es ist mit dem medialen Meniskus verwachsen.
2. Laterales Seitenband
   Dieses entspringt am lateralen Condylus femoris und zieht zum Fibulaköpfchen.

Außer den obengenannten Bandstrukturen sind noch weitere Sehnen und Muskeln für die Stabilisierung des Kniegelenkes verantwortlich.

zu a) Kreuzbandrisse

Kreuzbandrisse entstehen durch direkte und indirekte Gewalt, z. B. Stoßstangenverletzung oder gewaltsame Überstreckung des Kniegelenkes.

Klinik. Schmerzhafte Bewegungseinschränkung, blutiger Kniegelenkserguß.

Riß des vorderen Kreuzbandes, Verschieblichkeit der Tibaskopfgelenkfläche nach vorne (vordere Schublade).

Riß des hinteren Kreuzbandes (hintere Schublade).

Isolierte Kreuzbandrisse sind selten. Meist handelt es sich um Kombinationsverletzungen wie

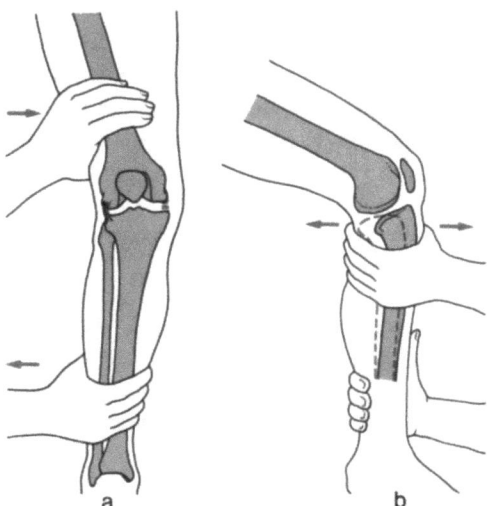

Abb. 3.18 a, b. Prüfung der Seitenbandstabilität. **a** Bei fixierter Oberschenkel-Abwinkelung des Unterschenkels nach lateral und medial. **b** Bei fixierten Oberschenkel und gebeugten Kniegelenk. Überprüfung der Verschiebbarkeit der Schienbeingelenksfläche in sagitaler Richtung, positive Schublade nach ventral und dorsal möglich

eine zusätzliche Meniskusläsion oder einen Seitenbandriß.

Von einer „unhappy triad" spricht man bei folgender Kombination:
– Riß des vorderen Kreuzbandes
– Riß des medialen Seitenbandes
– Riß des medialen Meniskus.

Röntgen. a. p. und seitliche Kniegelenksaufnahme, gehaltene Aufnahmen, evtl. Doppelkontrastarthrographie.

Therapie. Kreuzbandnaht, Sicherung durchtransossäre Naht oder Reinsertion durch transossäre Naht. Bei Ausriß des infrakondylen Höckers Schraubenfixation. Bei nicht primär versorgten ·Kreuzbandverletzungen kommen verschiedene plastische Operationsverfahren zur Anwendung.

Nachbehandlung. Ruhigstellung während der ersten 14 Tage. Lange Oberschenkel-U-Gipsschiene. Nach streng geführten Bewegungsübungen aus der Gipsschiene, danach Anlegen eines Oberschenkelrundgipses für weitere 4 Wochen.

zu b) Seitenbandverletzungen

Seitenbandverletzungen entstehen meist durch Kniegelenksdistorsionen oder durch einen direkten Schlag gegen die mediale oder laterale Kniefläche. Bei letztgenanntem Mechanismus kommt es zu einer Verletzung des gegenüberliegenden Bandes. Es kann zu einer Zerrung, Überdehnung oder einem Riß eines Seitenbandes kommen.

Klinik. Schwellung, Druckschmerz über dem entsprechenden Seitenband (insbesondere an den Ansatzpunkten), vermehrte Aufklappbarkeit des entsprechenden Kniegelenksspaltes.

Röntgen. Standardkniegelenksaufnahmen sowie gehaltene Aufnahmen in a. p. Richtungen. Dabei wird in a. p. Richtung bei fixiertem Oberschenkel der Unterschenkel unter Gegendruck an- oder abgespreizt. Eine Bandruptur kann man annehmen, wenn sich das Gelenk über 10° aufklappen läßt.

Therapie. Bei einer Zerrung funktionelle Nachbehandlung, bei einer Überdehnung Gipsruhigstellung für 4 Wochen.
Eine frische Bandruptur wird durch direkte Bandnaht versorgt, bei einem knöchernen Ausriß erfolgt die Reinsertion des Knochenfragmentes mit Spongiosaschraube und Unterlegscheibe.
Liegen veraltete Bandrisse vor, kommen verschiedene plastische Operationsverfahren zur Anwendung.
Nach einer Bandnaht oder Verschraubung kann während der 2. postoperativen Woche geführt funktionell behandelt werden. Die Behandlung im Oberschenkelrundgips soll insgesamt 4–5 Wochen betragen.

3.3.5.3 Osteochondritis dissecans

Die Osteochondritis dissecans tritt in Form einer Knorpelnekrose in einer sonst gesunden Gelenkfläche auf. Häufige Lokalisationen sind die mediale kondyläre Kniegelenksfläche oder das Ellenbogengelenk. Es kommt zur völligen oder teilweisen Abstoßung eines knöchernen Knorpelstückchens. Wahrscheinlich handelt es sich bei der Entstehung um lokalisierte Gefäß-

verschlüsse, wobei mechanisch begünstigende Faktoren hinzukommen.

Klinik. Gelenkerguß, Bewegungseinschränkung, Gelenksperre.

Röntgenbefund. Aussparung in der Gelenkfläche (Mausbett), gegebenenfalls freier Gelenkkörper.

Therapie. Kniegelenkseröffnung mit Erfassung der freien Gelenkkörper und Glättung des Mausbettes. Im Frühstadium (Fixation des Dissekates) hierzu werden verschiedene Methoden angegeben.

Nachbehandlung. Schienenlagerung für die ersten 6 Tage. Entlastung des Kniegelenkes für einen längeren Zeitraum, meist 1/2 Jahr.

3.3.6 Tibiafrakturen

3.3.6.1 Tibiakopffraktur

Entstehung. Durch direkte Gewalteinwirkung auf den Tibiakopf, z. B. Stoßstangenverletzung beim Fußgänger. Bei Sturz aus großer Höhe Längskompression des Beines mit Impressionsverletzung am Tibiakopf.

Klinische Symptomatik. Schwellung, Deformität, Belastungsschmerzen, Bewegungseinschränkung.

Frakturformen
– Y-T-Frakturen,
– Trümmer- und Impressionsfrakturen,
– knöcherne Ausrisse der Seitenbänder,
– Kreuzbänderhöckerausrisse.

Therapie. Bei Tibiakopffrakturen ohne Dislokation ist eine konservative, funktionelle Behandlung möglich. Bei der Gefahr einer Impression im Frakturbereich oder bei bereits vorliegender Impression operative Gelenkrekonstruktion in Verbindung mit einer Osteosynthese. Die Wiederherstellung des Gelenkplateaus ist *unbedingt* anzustreben.
Bei durch Impression entstandener Höhlenbildung im Tibiakopfbereich ist eine Spongiosaunterfütterung erforderlich.

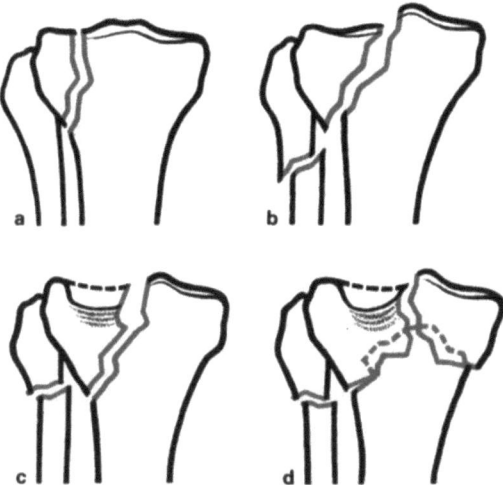

Abb. 3.19 a–d. Tibiafrakturen. **a** Spaltfraktur, **b** Depressionsfraktur mit Dislokation des gesamten Kondylus, **c** Impressionsfraktur, **d** Trümmerfraktur

Klinische Symptomatik. Schwellung, Fehleinstellung, Hämatom, Nichtbelastbarkeit des verletzten Beines.

Ausbildung folgender Frakturformen. Quer- und Schrägfrakturen, Entstehung zusätzlichen Biegungskeile, Torsionsfrakturen, Mehrfragment- und Trümmerfrakturen.

Möglich ist die isolierte Schienenbeinschaftfraktur. Liegt gleichzeitig eine Fraktur des Wadenbeines vor, handelt es sich um eine Unterschenkelfraktur im eigentlichen Sinne.

Therapie. Bei nicht verschobenen Frakturen ist die Gipsbehandlung möglich. Zur Reposition mit anschließender Gipsbehandlung ist meist eine vorangehende Extensionsbehandlung nö-

Längsfrakturen können nach erfolgter Reposition verschraubt werden. Bei ausgedehnteren Frakturen ist die Osteosynthese in Kombination mit einer Abstützplatte nötig.

Nachbehandlung. Entlastung des verletzten Beines für etwa 10–12 Wochen.

Komplikationen. Posttraumatische Arthrose durch Gelenkstufen, Fehlstellungen im O- und X-Sinne mit Bandinstabilität.

Infektionen. Bei Verletzungen des Fibulaköpfchens Peronäusschädigung.

Sekundäreingriffe zur Behebung posttraumatischer Fehlstellungen und zur Beseitigung von Bandinstabilitäten sind oft nötig.

Bei schweren posttraumatischen Arthrosen ist die Versteifung des Kniegelenkes oft nicht zu umgehen.

3.3.6.2 Unterschenkelschaftfraktur

Entstehung. Direkte Gewalteinwirkung, Scher- und Biegekräfte, Torsionseinwirkung.

Häufiges Vorkommen bei Sportverletzungen, direktes Trauma, meist beim Fußballspiel, Torsionseinwirkung, häufige Verletzungsart beim Skiunfall.

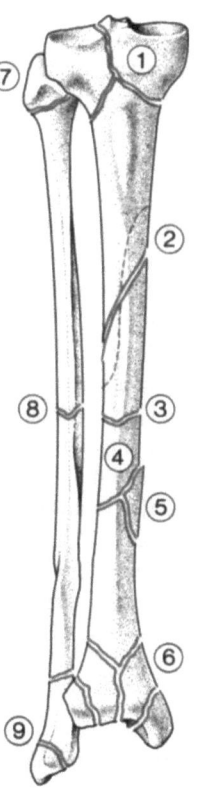

Abb. 3.20. Schematische Darstellung der Frakturen am Unterschenkel. *1* Tibiakopfbruch, *2* Torsionsfraktur der Tibia, *3* Querfraktur der Tibia, *4* Stuckfraktur der Tibia, *5* Biegungsfraktur mit Keilbildung, *6* supramalleolare und malleolare fraktur, *7* Fraktur des Fibulaköpfchens, *8* Querfraktur der Fibula, *9* supramalleolare und malleolare Fibulafraktur

tig. Der Steinmann-Nagel für den Extensionsbügel liegt dabei im Kalkaneus. Das Eingipsen erfolgt bei vorübergehend liegendem Steinmann-Nagel und Extensionsbügel, um die Reposition zu halten.

Bei nicht möglicher Reposition sowie der Gefahr der sekundären Verschiebung im Frakturbereich operative Versorgung.

Bei Frakturen im mittleren Drittel Marknagelung.

Die reine Schraubenosteosynthese ist bei Torsionsfrakturen von mindestens doppelter Schaftbreite möglich. Im übrigen kommen Plattenosteosynthesen in Kombination mit Zugschrauben zur Anwendung. Bei Trümmerzonen gegebenenfalls Spongiosaanlagerung zur schnelleren knöchernen Konsolidierung.

Bei offenen Frakturen III. Grades besteht die Möglichkeit der äußeren Fixation mit dem Fixateur externe.

Fibulaschaftfrakturen werden in der Regel konservativ behandelt (proximales und mittleres Drittel).

Auftreten von Komplikationen. Begleitende Verletzungen, insbesondere des N. peronaeus und N. tibialis.

Durch Druckentstehung bei der Hämatomausdehnung Zerstörung von Muskelgewebe bis hin zum sog. Tibialis-anterior-Syndrom.

Daher frühzeitige Faszienspaltung bei vorhandener oder drohender stärkerer Schwellung.

Nach konservativer oder auch ungenügender Osteosynthese sind Falschgelenkbildungen im Tibiabereich relativ häufig. Relativ häufig ist auch die Ausbildung einer Infektion.

Entstandene stärkere Achsen- und Drehfehlstellungen müssen oft später operativ korrigiert werden.

3.3.6.3 Pilonfraktur

Hierunter versteht man die körperferne Fraktur der Tibia mit Gelenkbeteiligung.

Entstehung. Ebenfalls durch direkte und indirekte Gewalteinwirkung möglich.

Klinische Symptomatik. Entspricht im wesentlichen der bei Unterschenkelfrakturen.

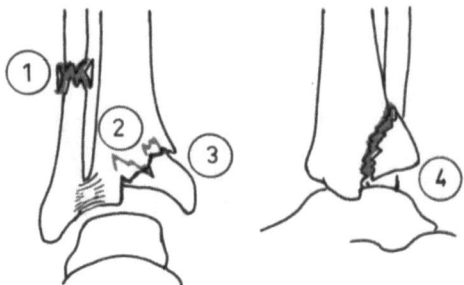

Abb. 3.21. Distale, intraartikuläre Fraktur der Tibia (Pilon-Tibia). *1* Fraktur der Fibula mit Verkürzung, *2* artikuläre Impression, *3* dislozierte Gelenkfragmente *4* Abbruch des hinteren Volkmann'schen Dreiecks

Ausbildung von Frakturformen. Einfache Schrägfrakturen, Mehrfragmentfrakturen, Trümmerfrakturen mit völliger Zerstörung der Gelenkfläche, Gelenkimpressionen, Ausbildung des sog. hinteren Volkmann-Dreiecks.

Therapie. Ziel ist die Wiederherstellung und Erhaltung der distalen Tibiagelenkfläche. Die Osteosynthese erfolgt mit Schraubenfixation in Kombination mit Abstützplatten. Ein durch Stauchung entstandener Defekt muß mit Spongiosa aufgefüllt werden.

Komplikationen. Sekundärarthrose im oberen Sprunggelenk. Bei erheblichen Beschwerden kann die operative Versteifung des oberen Sprunggelenkes erforderlich werden.

3.3.7 Frakturen des Knöchels

Frakturen im Bereich der Knöchelgabel gehören mit zu den häufigsten Verletzungen.

Da bereits kleine Gelenkunebenheiten (Gelenkinkongruenzen) wegen der starken Belastung erhebliche Funktionsstörungen nach sich ziehen, ist eine exakte anatomische Reposition unabdingbar. Hierbei spielen die verschiedenen Bandstrukturen eine wesentliche Rolle:

- medial = Lig. deltoideum
- lateral = Lig. fibulotalare anterius und posterius Lig. fubulocalcaneare
- vordere
- hintere = Syndesmose.

Entstehung der Knöchelgabelfrakturen. Meist als Folge einer indirekten Gewalteinwirkung, so als Folge von Verrenkungen des Sprungbeines aus der Knöchelgabel.

Häufig sind Knöchelfrakturen mit bestimmten Bandverletzungen kombiniert.

So kommt es bei einer Supination des Sprungbeines zu einer Abscherfraktur des Innenknöchels. Auf der lateralen Seite reißt das Band oder es kommt zu einem knöchernen Abriß der Außenknöchelspitze.

Bei einer ungewöhnlichen Pronation kommt es zu einem Innenbandriß oder knöchernen Ausriß des Innenknöchels und zu einem Schräg- oder Drehbruch der Fibula.

Die Einteilung der Fibulafrakturen erfolgt nach Weber und richtet sich nach der Lage der Fraktur zur Syndesmose:

Typ A: Die Fraktur liegt unterhalb der Syndesmose.

Typ B: Die Fraktur liegt in Höhe der Syndesmose; diese ist zumindest teilweise geschädigt.

Typ C: Die Fraktur liegt oberhalb der Syndesmose; die Syndesmose ist zwangsläufig zerrissen.

Begleitend kann die hintere Tibiakante abgerissen sein. Man spricht in diesem Falle von dem *Volkmann-Dreieck*. Die Erkennung eines Volkmann-Dreiecks ist für die vollständige therapeutische Versorgung von Bedeutung.

Röntgendiagnostik. In der Regel genügen Aufnahmen in 2 Ebenen, d. h. a. p. und seitlich. Zu beachten ist dabei, daß die a.-p. Aufnahme des Sprunggelenkes in 20° Innenrotation des Fußes

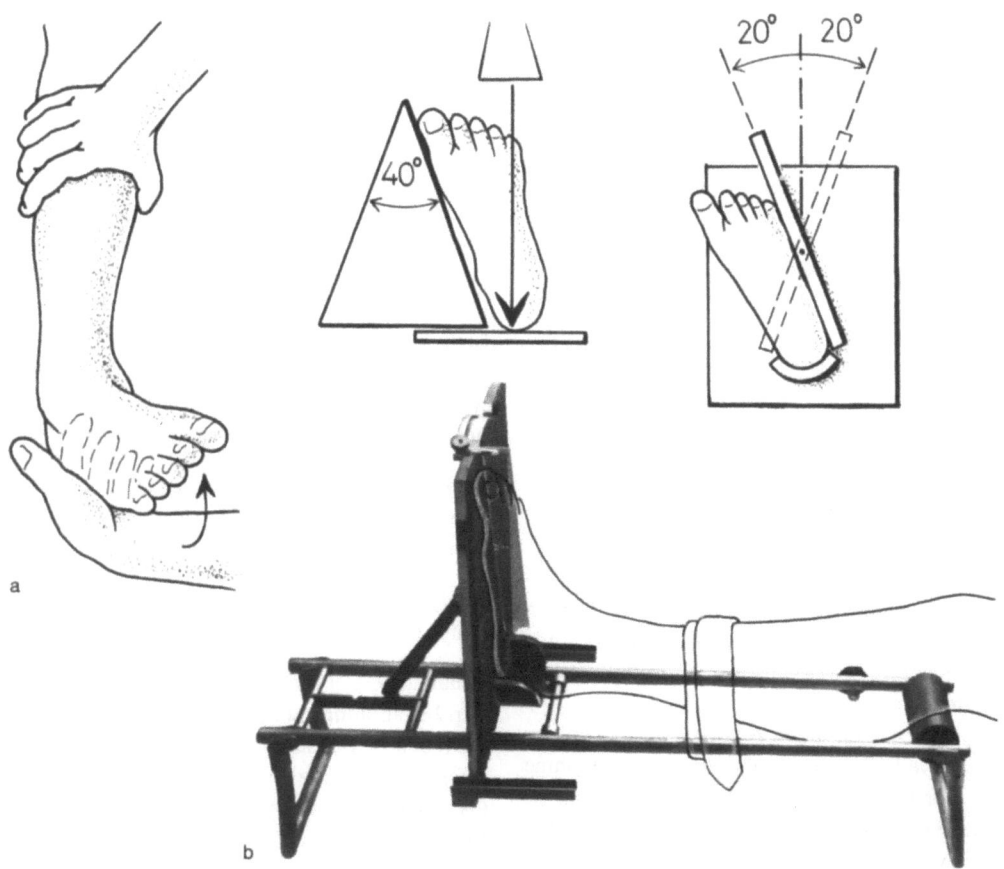

Abb. 3.22 a, b. Fibulo-talare Bandverletzung. **a** Von Hand gehaltene Aufnahme des oberen Sprunggelenkes. **b** Röntgentechnik mit Hilfe des Apparates von Noesberger

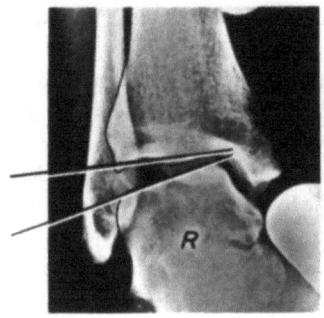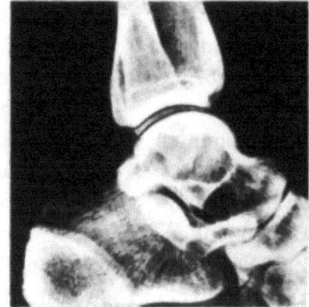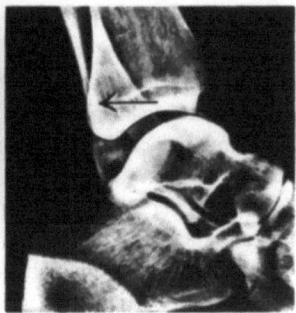

Abb. 3.23. Röntgenfunktionsaufnahmen des oberen Sprunggelenkes

angefertigt wird. Zur Erkennung einer fibulotalaren Bandruptur sind gehaltene Aufnahmen des Gelenkes im Vergleich notwendig.

Behandlung. Die Wiederherstellung der Gelenkkongruenz ist das therapeutische Ziel. Dies kann meist nur durch einen wiederherstellenden operativen Eingriff erreicht werden.
Bandrupturen werden genäht.
Eine Innenknöchelfraktur kann mit Schrauben, Kirschner-Drähten oder einer Zuggurtung versorgt werden.
Eine Fibulafraktur kann durch eine Schraubenosteosynthese oder eine Kleinfragmentplatte fixiert werden.

Nachbehandlung. Bei übungsstabiler Osteosynthese wird lediglich während der ersten postoperativen Tage eine U-Gipsschine angelegt, um der stark ausgeprägten Schwellneigung entgegen zu wirken.
Bei einer versorgten Bandruptur erfolgt Gipsruhigstellung für 5–6 Wochen.
Nach der Gipsentfernung ist eine intensive Übungsbehandlung nötig.

Komplikationen. Bei Luxationsfrakturen im Bereich der Knöchelgabel können Gefäße, Nerven und Sehnen mitverletzt sein. Eine verbleibende Gelenkstufe führt zur sog. posttraumatischen Arthrose.
Bei einer ausgeprägten Arthrose des Sprunggelenkes verbleibt oft nur als alleinige Maßnahme die Versteifung.
Die Versteifung der oberen Sprunggelenkes wird vorzugsweise mit äußeren Spannern vorgenommen. Nach der Ruhigstellung des Gelenkes lassen die Schmerzen erfahrungsgemäß nach.

3.3.8 Frakturen des Fußes

Der Fuß wird untergliedert in den Tarsus, d. h. den Rückfußbereich, den Mittelfußbereich und die Zehenstrahlen.
Frakturen im Fußbereich können sowohl durch direkte, wie auch indirekte Gewalteinwirkung entstehen. Bei direkter Gewalteinwirkung tritt meist eine Quetschung auf, wodurch die Behandlung erschwert und die Prognose erheblich verschlechtert werden können.

3.3.8.1 Talusfraktur

Anatomisch unterteilt man den Talus in den Taluskörper, den Taluskopf und den Talushals. Am häufigsten sind Frakturen am Sprungbein im sog. Hals lokalisiert, da dies die schwächste Stelle darstellt.
Als Ursache überwiegen indirekte Gewalteinwirkung, so kommt es durch übermäßige Rückneigung des Fußes zur Stauchungsfraktur.

Klinik. Eine Schwellung, Hämatombildung, einhergehend mit schmerzhafter Bewegungseinschränkung, in den Sprunggelenken

Röntgendiagnostik. Standardaufnahmen in Aufsicht und seitlich.

Behandlung. Bei geringer Verschiebung lediglich Gipsbehandlung, lange Entlastung meist über 12 Wochen. Bei stärkerer Verschiebung ist die offene Einstellung und Versorgung mit einer Osteosynthese (meist Spongiosaschraube) erforderlich.

Komplikationen. Absterben der Knochenstrukturen (Talusnekrose). Posttraumatisch häufig

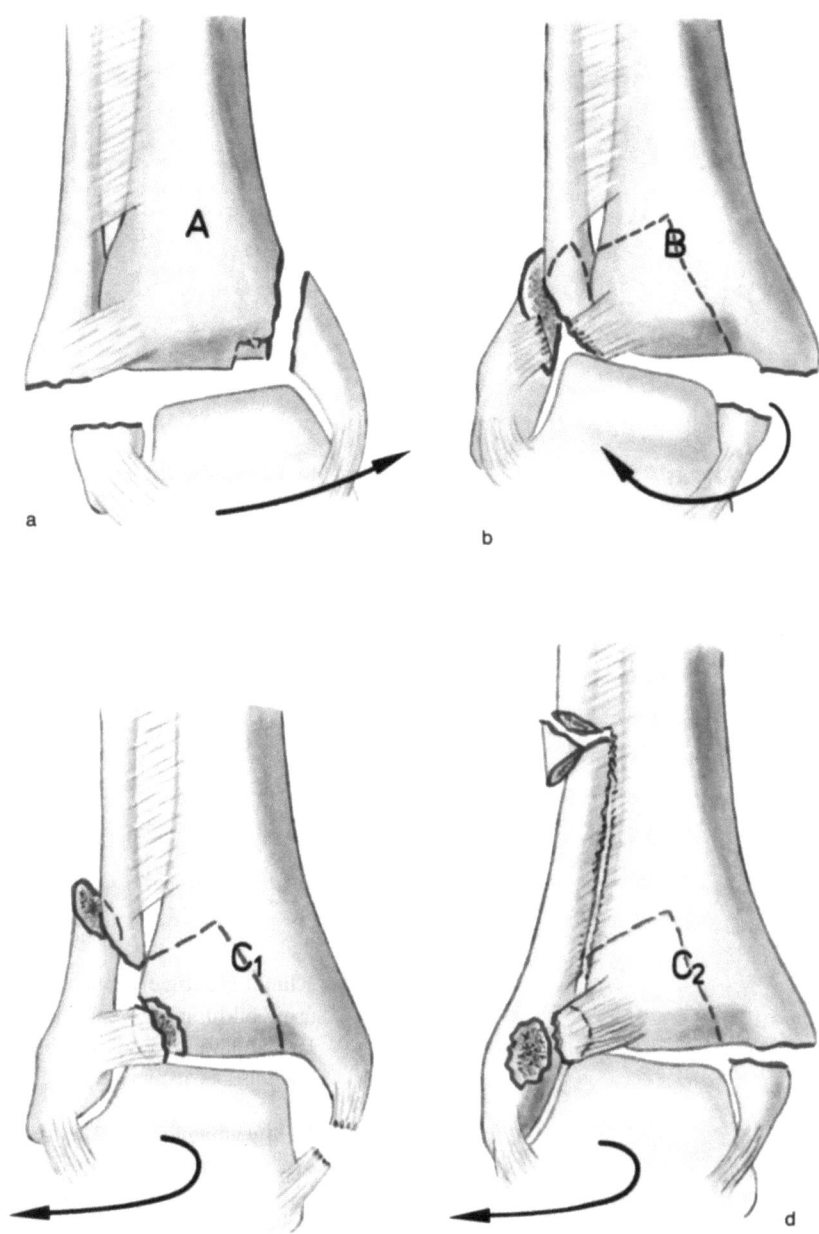

Abb. 3.24 a–d. Einteilung der Knöchelfrakturen (nach Weber) **a** Typus A **b** Typus B **c** Typus C_1 **d** Typus C_2

Arthrose im unteren Sprunggelenk, wodurch häufig eine Versteifung dieses Gelenkes notwendig wird, um die Schmerzen auszuschalten.

3.3.8.2 Fersenbeinfraktur

Im Vergleich zu den Sprungbeinfrakturen ungleich häufiger vorkommend. Es liegen meist Stauchungsfrakturen vor, wobei die Abflachung des sog. Tubergelenkwinkels charakteristisch ist.

Entstehung. Durch Sturz aus größerer Höhe, z. B. Fenstersturz. Doppelseitige Fersenbeinfrakturen sind relativ häufig.

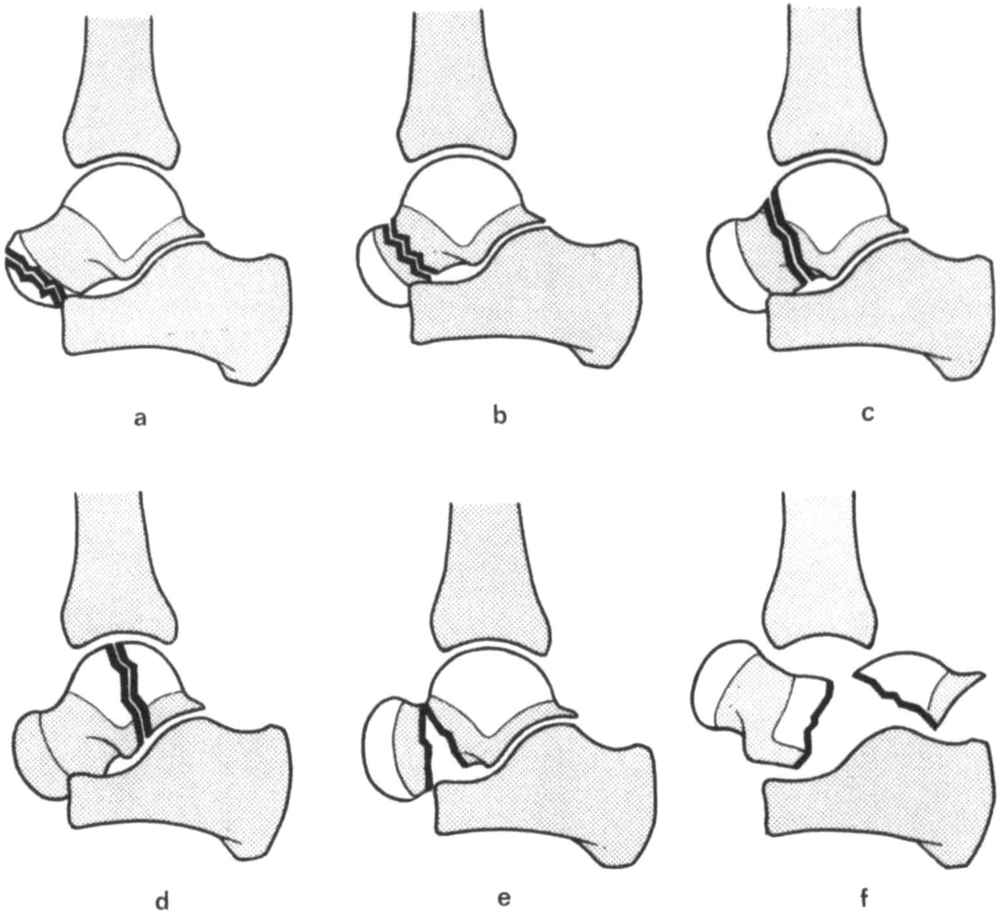

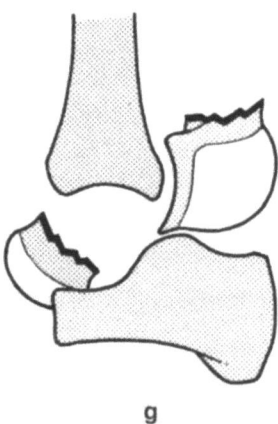

Klinik. Häufig erhebliche Schwellung mit Bluterguẞbildung im Rückfuẞbereich, bei stärkerer Einstauchung und Zertrümmerung entsprechende Deformierung.

Röntgendiagnostik. Rückfuẞ seitlich und Fersenbeinsonderaufnahmen.

Behandlung. Lange Entlastung, oft Ruhigstellung über 12 Wochen. Bei erheblicher Deformierung ist die vorsichtige manuelle Reposition möglich, die Reposition kann durch perkutan eingebrachte Bohrdrähte gehalten werden.
Über eine operative Versorgung bestehen unterschiedliche Auffassungen, bisher ist kein Nachweis erbracht, daẞ die Behandlungsergebnisse danach besser sind.
Eine operative Versorgung ist lediglich bei Abriẞbrüchen im Bereich der Achillessehne indiziert.

Abb. 3.25 a–g. Talusfrakturen **a, b** Typus I· distale Halsfraktur, **c, d** Typus II: proximale Hals- und Körperfraktur ohne Dislokation, **e** Typus III: proximale Hals- oder Körperfraktur mit Dislokation, **f, g** Typus IV: Talusfraktur mit Luxation des Taluskörpers aus der Gabel heraus

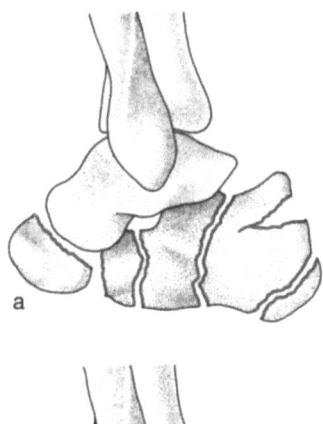

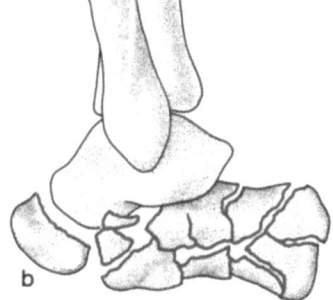

Abb. 3.26. a Fersenbeinfraktur, **b** Trümmerfraktur

Komplikationen. Es entsteht meist ein sog. posttraumatischer Plattfuß durch Abflachung des Tubergelenkwinkels. Häufig ist die Arthrose im unteren Sprunggelenk, bei der bei starker Schmerzhaftigkeit oft die Versteifung des unteren Sprunggelenkes erforderlich wird.

3.3.8.3 Mittelfußfraktur

Entstehung. Meist durch direkte Gewalteinwirkung, aber auch im Sinne von Verrenkungsfrakturen. Häufig ist der isolierte Abriß an der Basis des 5. Mittelfußknochens durch eine Verrenkung.

Klinik. Schwellung, Hämatomverfärbung, lokaler Druckschmerz und Funktionseinschränkung.

Röntgen. Aufnahmen des Fußes in 2 Ebenen.

Behandlung. Bei nicht wesentlich verschobenen Mittelfußrakturen Unterschenkelgips für 4–6 Wochen. Bei stärkerer Verschiebung offene Reposition und osteosynthetische Versorgung.

Komplikationen. Bei nicht ausreichender Ruhigstellung sowie unzureichender Reposition Ausbildung eines Kallus, der äußerst schmerhaft sein kann. Gelegentlich auch Falschgelenkbildungen.

Durch Überbelastung entsteht im Bereich der Mittelfußknochen, zumeist am zweiten Mittelfußknochen, die sog. Marschfraktur (benannt nach Überbeanspruchung beim Marschieren). Die Behandlung erfolgt ebenfalls durch Gipsruhigstellung.

3.3.8.4 Zehenfraktur

Entstehung. Durch direkte oder indirekte Gewalteinwirkung.

Klinik. Entsprechende lokale Frakturzeichen sowie Funktionseinschränkung.

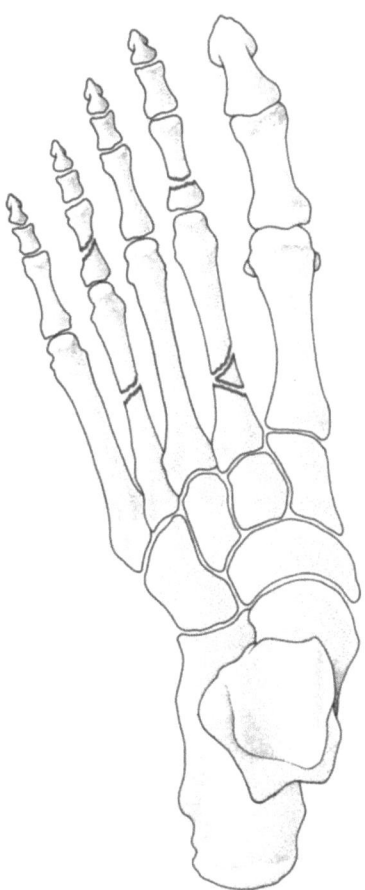

Abb. 3.27. Mittelfuß- und Zehenfraktur

Röntgen. Aufnahmen des Vorfußes in 2 Ebenen.

Behandlung. In der Regel konservativ, meist durch Heftpflasterverband ausreichende Ruhigstellung. Bei Fußrückenschwellung evtl. Anlegen eines Zinkleimverbandes. Nur in Ausnahmefällen Gehgips für 8–14 Tage erforderlich. Bei stärkerer Verschiebung im Bereich des Grundgliedes der Großzehe evtl. offene Reposition und Osteosynthese.

Verrenkungen der Zehenglieder werden ohne oder mit örtlicher Betäubung eingerichtet und durch Heftpflasterverband für mehrere Tage ruhiggestellt.

Amputationen im Fußbereich. Nach schweren Verrenkungsfrakturen mit schweren Quetschverletzungen wird häufig die Amputation im Bereich des Fußes notwendig. Diese wird in der Regel je nach Ausdehnung entweder im sog. Chopart- oder Lisfranc-Gelenk vorgenommen. Bei weitergehenden Amputationen im Rückfußbereich bestehen in der Regel für später erhebliche prothetische Versorgungsprobleme.

3.4 Frakturen des Schultergürtels

3.4.1 Schlüsselbeinfraktur

Die Schlüsselbeinfraktur stellt eine der häufigsten knöchernen Verletzungen im Kindesalter dar.

Entstehung. Meist durch Sturz auf den ausgestreckten Arm oder direkt durch Schlag auf die Schulter.

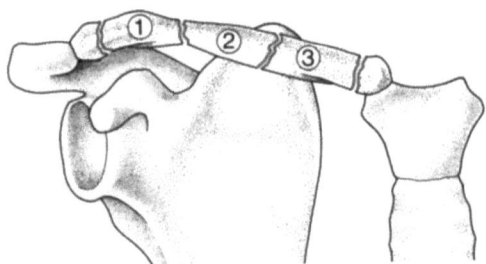

Abb. 3.28. Schlüsselbeinfrakturen. *1* Im akromialen, *2* im medialen, *3* im sternalen Drittel

Klinik. Schwellung, Druckschmerz über dem Schlüsselbein, Tastbefund.

Schmerzhafte Funktionseinschränkung im Schultergelenk. Verkürzung der Schulter, Verschiebungen im Frakturbereich durch Muskeleinwirkungen (Zug des Musculus sternocleidomastoideus auf das innere Frakturstück, Zug des Musculus pectoralis auf das körperferne Frakturstück).

Röntgendiagnostik. Aufsichtaufnahmen der Schulter, gegebenenfalls Schrägaufnahmen.

Vorkommen von Biegungs-, Quer- und Drehfrakturen, nach direkter Gewalteinwirkung Trümmerfrakturen.

Behandlung. Ruhigstellung durch den sog. Rucksackverband. Der Sitz des Verbandes muß täglich, bei geringen Verschiebungen jeden zweiten Tag überprüft werden. Das Nachziehen des Verbandes ist nach Lockerung notwendig. Ruhigstellung bei Kindern für etwa 3 Wochen, bei Erwachsenen für 4–5 Wochen.

Selten ist bei der Schlüsselbeinfraktur der Desault-Verband indiziert, zumal durch die Ruhigstellung bei Erwachsenen die Gefahr der Einschränkung der Schultergelenksbeweglichkeit infolge einer Gelenkkapselschrumpfung besteht.

Die Prognose nach konservativer Behandlung ist gut. Bei Kindern bildet sich häufig Kugelkallus im Frakturbereich, der sich aber praktisch immer zurückbildet.

Bei stärkerer Stufenbildung, die kosmetisch stört, kann sekundär eine operative Abmeißelung erfolgen.

Nur selten besteht nach einer Schlüsselbeinfraktur die Indikation zur operativen Versorgung, so bei Trümmerfrakturen mit stärkerer Verschiebung. Hier hat sich die Osteosynthese mit einer speziell anmodellierbaren Platte bewährt.

Komplikationen. Ausbildung einer Pseudarthrose, diese macht die operative Versorgung mit einer Osteosynthese sowie gegebenenfalls Spongiosaanlagerung erforderlich.

Begleitverletzungen (Gefäß- oder Plexus-brachialis-Verletzung) nach Klaviculafrakturen sind selten.

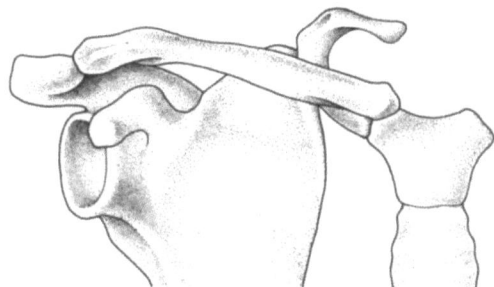

Abb. 3.29. Luxation des Acromioklavikulargelenkes

Verrenkung im Akromioklavikulargelenk:

Entstehung. Durch Sturz auf den ausgestreckten Arm, Prellung der Schulter.

Klinik. Schwellung über dem Schultereckgelenk, je nach Schweregrad der Verrenkung Ausbildung einer Stufe (sog. Klaviertastenphänomen).
Schmerzhafte Funktionseinschränkung der Schulter. Nach Tossi unterscheidet man drei Schweregrade.

Röntgen. Aufnahme im a.-p. Strahlengang. Seitenvergleich der Schultern, zur Verdeutlichung einer Schultereckgelenkssprengung unter beidseitiger Gewichtsbelastung.

Behandlung. Bei Zerrungen ohne wesentliche Dislokation konservativ durch Ruhigstellung über etwa 4 Wochen durch redressierenden Verband.
Bei ausgeprägter Verrenkung ist besonders bei jüngeren Patienten die operative Reposition und Fixation indiziert.

Bewährt hat sich die Sicherung der Naht des korakoklavikularen Bandes durch einen achterförmig um den Korakoideus und die Klavikula geschlungene Drahtschlinge sowie die Fixierung im Akromioklavikulargelenk durch einen dicken Kirschner-Draht, gesichert durch eine Drahtcerclage.
Bei veralteten Schultereckgelenkssprengungen ist eine zusätzliche plastische Bandrekonstruktion notwendig.
Frühestens nach 6 Wochen ist die Metallentfernung möglich.

Verrenkung im Sternoklavikulargelenk:

Entstehung. Ebenfalls durch Sturz oder Schlag auf die Schulter. Im Vergleich zur Schultereckgelenkssprengung ist dieser Verletzungstyp relativ selten.

Klinik. Entsprechender Tastbefund durch Vorspringen der Klavikula.

Röntgen. A.-p. Aufnahme des Sternoklavikulargelenkes.

Behandlung. Reposition, vorübergehende Ruhigstellung mittels einer Armschlinge.
Operative Fixation nur bei starker kosmetischer Beeinträchtigung,
die Reposition wird durch einen Kirschner-Draht gehalten.

3.4.2 Die Schulterverrenkung

Entstehung. Sturz auf die Hand oder den Ellenbogen, meist bei abgewinkeltem Arm.

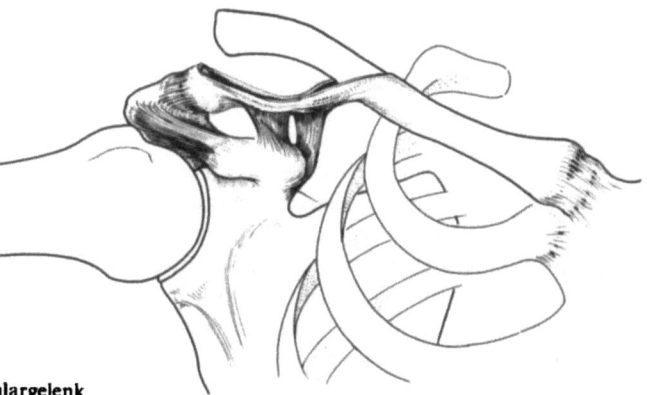

Abb. 3.30. Luxation im sternoklavikulargelenk

Entstehung auch bei geringfügigen Anlässen infolge einer Gelenkkapsel- und Bänderschwäche.

Klinik. Der Oberarm wird meist abgewinkelt gehalten, das Gewicht des verletzten Armes wird durch die Gegenseite abgestützt, die normalen Schulterkonturen sind verstrichen, die Schulterpfanne ist leer.
Schmerzhafte Funktionseinschränkung im Schultergelenk, der Oberarm ist federnd fixiert.

Röntgen. A.-p. Aufnahme der verletzten Schulter. Im Zusammenhang mit der Verrenkung auftretende Knochenfrakturen sind möglich, so der Abriß des Tuberculum majus oder die Fraktur unterhalb des Oberarmkopfes (Luxationsfraktur).
Das Röntgenbild zeigt die verschiedenen Formen der Verrenkung.
Luxatio subcoracoidea
Der Oberarmkopf steht vor der Pfanne unter dem Rabenschnabelfortsatz.
Luxatio axillaris
Der Kopf steht unterhalb der Schulterpfanne.
Luxatio posterior
Sehr selten, der Oberarmkopf steht hinter der Pfanne.
Luxatio erecta
Äußerst selten, der Arm steht senkrecht (s. Abb. 3.2).

Behandlung. Am bekanntesten ist das Verfahren nach Hippokrates, wobei der Verletzte auf den Boden oder einen Tisch gelegt wird und der Behandelnde die unbeschuhte Ferse in die Achselhöhle setzt und durch Zug am Arm langsam unter Rotation von innen nach außen die Reposition bewirkt. Hierzu kann eine Allgemeinnarkose zur Muskelerschlaffung notwendig sein. Abrupte Repositionen sind zu vermeiden. Schonender ist die Methode nach Arlt, wobei über eine gepolsterte Sessellehne unter vorsichtigem Zug an dem rechtwinkelig gebeugten Ellenbogen reponiert wird. Vor jeder Reposition ist die Prüfung des Radialispulses und der Fingerbeweglichkeit unumgänglich, bei vorliegenden Lähmungen muß der Verletzte oder dessen Angehörige auf Lähmungen aufmerksam gemacht werden.

Komplikationen
– Schädigung des N. axillaris,
– Schädigung der A. brachialis.
Bei der sog. habituellen Schulterluxation kommen plastische operative Verfahren zur Anwendung. Hiervon werden in der Literatur zahlreiche Verfahren beschrieben. Bewährt hat sich in jüngster Zeit bei entsprechender Indikation die Drehosteotomie nach Weber, unter gleichzeitiger Verkürzung des Ansatzes der Subskapularissehne. Durch eine vermehrte Einwärtsdrehung des Oberarmkopfes wird eine verminderte Luxationstendenz bewirkt.

3.4.3 Frakturen des Schulterblattes

Entstehung. Meist durch direkte Gewalteinwirkung.

Klinik. Schwellung im Schulterbereich, schmerzhafte Funktionseinschränkung im Schultergelenk, evtl. Krepitation.

Röntgen. Schulterblattspezialaufnahme.

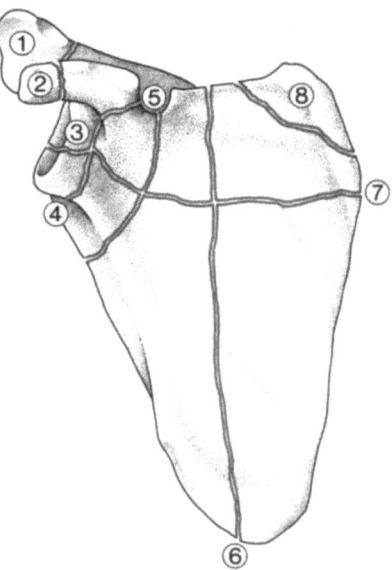

Abb. 3.31. Frakturen des Schulterblattes. *1* Fraktur des Akromions, *2* Abbruch des Processus coracoideus, *3* Pfannenfraktur, *4* Fraktur im Schulterblatthals, *5* Fraktur in der Incisura scapulae, *6* Längsfraktur des Corpus scapulae, *7* Querfraktur des Corpus scapulae, *8* Abbruch des Schulterblattwinkels

Behandlung. Bei geringer Verschiebung Ruhigstellung für wenige Tage. Baldiger Beginn mit Bewegungsübungen der Schulter, um eine Einsteifung im Schulterarmgelenk durch Kapselschrumpfung zu vermeiden. Bei stärkerer Verschiebung Lagerung des Armes auf einer Doppelrechtwinkelschiene.

Bei Schulterblattfrakturen mit Beteiligung der Schulterpfanne ist bei stärkeren Verschiebungen die operative Reposition mit nachfolgender Fixierung durch eine Osteosynthese notwendig. Nach der operativen Reposition baldige funktionelle Nachbehandlung zur Vermeidung einer Versteifung des Schultergelenkes.

3.5 Frakturen der oberen Extremität

Entstehung. Oft durch direkte Gewalt, nach indirekter Gewalteinwirkung durch Sturz auf Schulter, Ellenbogen oder Hand.

3.5.1 Oberarmkopffraktur

Klinik. Schwellung, schmerzhafte Funktionseinschränkung im Bereich der Schulter.

Röntgen. Schulter und Oberarm a.-p. und seitlich. Das Röntgenbild zeigt meist eine Fraktur unterhalb des Oberarmkopfes (am sog. Collum chirurgicum).

Insbesondere bei älteren Patienten sind eingestauchte Oberarmkopffrakionen ohne wesentliche Verschiebung häufig.

Behandlung. Bei eingekeilten Oberarmkopffrakturen ohne wesentliche Verschiebung lediglich Ruhigstellung für wenige Tage durch einen leicht gepolsterten Desault-Verband.

Finger- und Handgelenk sollen sobald wir möglich funktionell behandelt werden.

Nach Verbandabnahme sofort Beginn mit funktioneller Übungsbehandlung, man läßt in der Regel selbsttätige Übungen des Ellenbogens und der Schulter durchführen, auf eine ausreichende Bewegung im Schultergelenk ist unbedingt zu achten, um eine Kapselschrumpfung zu vermeiden.

Die fremdtätigen Bewegungsübungen dürfen in jedem Falle nur soweit vorgenommen werden, daß sie *keine Schmerzen* verursachen. Im Rahmen der Nachbehandlung dürfen auf keinen Fall Massagen zur Anwendung kommen.

Bei supkapitalen Oberarmbrüchen mit wesentlicher Verschiebung ist die Reposition in Kurznarkose mit anschließender Einstauchung und nachfolgender kurzer Ruhigstellung möglich.

Luxationsfrakturen, verschobene Abrisse am Tuberculum majus müssen operativ reponiert und fixiert werden.

Meist erfolgt die Fixation mit einer speziell angefertigten T-Platte.

Die Reposition bei ausgeprägten Trümmerfrakturen des Oberarmkopfes ist häufig mit großen Schwierigkeiten verbunden. In einigen Fällen kommt nur noch die Exstirpation des fragmentierten Oberarmkopfes infrage. Der Ersatz eines zerstörten Oberarmkopfes durch eine Prothese

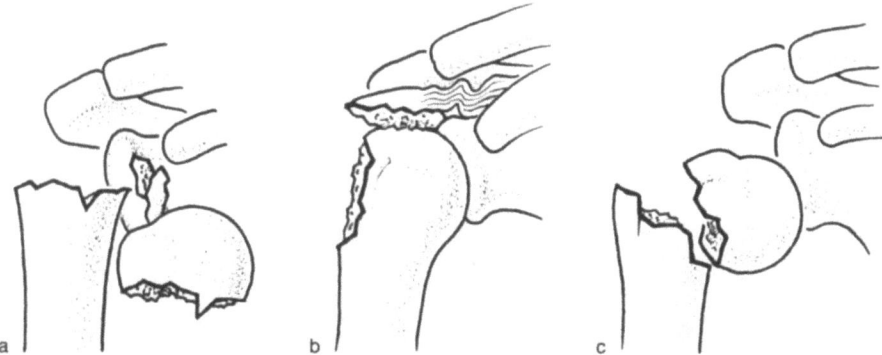

Abb. 3.32. a Luxationsfraktur mit Dislokation des Humeruskopfes axillar, **b** subkapitale Humerusfraktur mit Ad-latus-Verschiebung um mehr als Schaftbreite, **c** Dislokation des abgerissenen Tuberculum majus unter das Akromion

hat bisher noch keine überzeugenden Ergebnisse gegenüber der alleinigen Exstirpation gebracht.

Komplikationen. Bei eingestauchten Oberarmkopffrakturen sind Komplikationen selten. Bei Verrenkungsfrakturen wird eine Schädigung des N. axillaris häufig beobachtet. Ausbildung einer posttraumatischen Arthrose nach Trümmerfrakturen, hierbei besteht aber häufig noch eine ausreichende Funktion.
Bei Epiphysenlösungen am oberen Oberarmbereich ist die offene Reposition sowie nachfolgende Fixation mit perkutan eingebrachten gekreuzten Kirschner-Drähten häufig erforderlich. Die Ruhigstellung erfolgt dann für etwa 3 Wochen im Desault-Verband.

3.5.2 Oberarmschaftfraktur

Entstehung. In der Regel wie bei Oberarmkopffrakturen.

Klinik. Lokale Frakturzeichen mit Schwellung, Druckschmerz und abnormer Beweglichkeit.

Röntgen. Oberarm in 2 Ebenen. Möglich sind Torsionsfrakturen, Biegungsfrakturen mit Drehkeilen, glatte Querfrakturen sowie Trümmerfrakturen.

Behandlung. Die konservative Behandlung überwiegt, Ruhigstellung für etwa 4–5 Wochen durch eine Gips-U-Schiene. Eine Dislokation im Frakturbereich muß unbedingt vermieden werden.
Operativ vorgegangen wird in jedem Fall bei Vorliegen von Verletzungen der Arterien und des N. radialis sowie bei stärkerer Dislokation

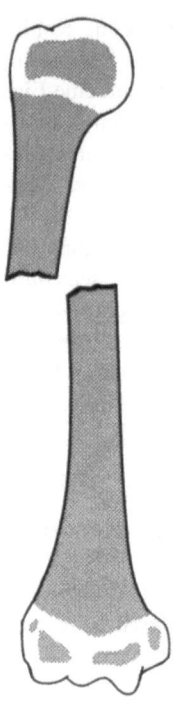

Abb. 3.33. Dislozierte Humerusschaftfraktur

und nach nicht erfolgreicher konservativer Behandlung.
Die Fixation nach der offenen Reposition erfolgt in der Regel durch eine Plattenosteosynthese.

Komplikationen. Am häufigsten wird eine Schädigung des N. radialis mit daraus resultierender Fallhand beobachtet. Aus diesem Grunde ist die neurologische Funktionsprüfung nach einer Oberarmfraktur unumgänglich.
Durch stärkere Kallusbildung kann auch eine Radialisschädigung erst später entstehen. Eine

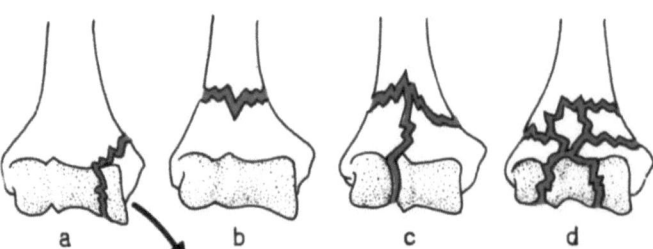

Abb. 3.34 a–d. Frakturen des distalen Humerus. **a** Abriß des (Epi-) Condylus ulnaris **b** Suprakondyläre Querfraktur **d** T- oder Y-Fraktur **d** Mehrfragment-, Trümmerfraktur

Nervenfreilegung wird in diesen Fällen erforderlich.

3.5.3 Körperferne Oberarmfraktur

Entstehung. Sturz auf den Ellenbogen, Sturz bei ausgestrecktem Arm.

Klinik. Schwellung, schmerzhafte Funktionseinschränkung, Deformierung des Ellenbogengelenkes.

Röntgen. Ellenbogengelenk in 2 Ebenen.
An Frakturformen werden die körperferne Schaftfraktur, die T- und Y-Fraktur, einseitige Abbrüche des Condylus ulnaris öder Condylus radialis sowie Mehrfragmentfrakturen mit Gelenkbeteiligung beobachtet. Abriß der Epikondylen.

Behandlung. Bei Frakturen mit Gelenkbeteiligung heute in der Regel operative Reposition und Fixation, um eine exakte Rekonstruktion der körperfernen Oberarmgelenkfläche zu erreichen. Bei Kindern ist die Fixation mit Spick-

drähten meist ausreichend. Gelingt bei Kindern die Reposition in Allgemeinnarkose, so ist auch die Fixation mit perkutan eingebrachten Kirschner-Drähten möglich.
Nach stabiler Osteosynthese werden insbesondere bei Erwachsenen möglichst frühzeitig Bewegungsübungen durchgeführt, um einer späteren Funktionseinschränkung im Ellenbogengelenk vorzubeugen.

Komplikationen. Posttraumatische Bewegungseinschränkung im Ellenbogengelenk, bei ausgeprägteren Verletzungen ist die Versteifung des Ellenbogengelenkes nicht selten. Fehlstellungen infolge von Wachstumsstörungen bei Kindern sind relativ häufig. Daneben Vorkommen von Nerven- und Gefäßverletzungen, aus diesem Grunde bei der Befunderhebung unbedingte neurologische Funktionsprüfung.

3.5.4 Ellenbogengelenksnahe Unterarmfrakturen

Entstehung. Sturz auf den gebeugten Ellenbogen, direkte Gewalteinwirkung.

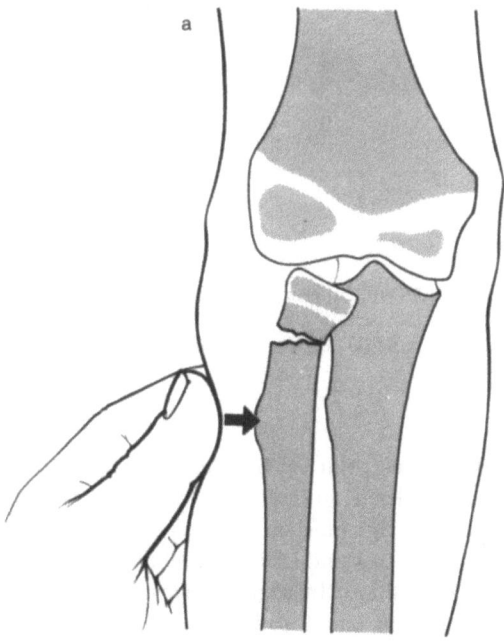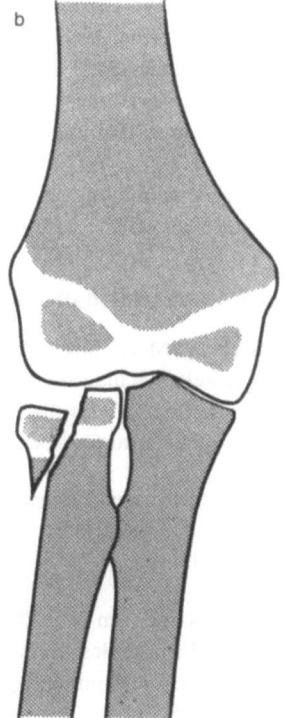

Abb. 3.35. a Radiushalsfraktur, **b** Radiuskopfchenmeißelfraktur

Klinik. Lokale Frakturzeichen mit massiver Schwellung im Ellenbogengelenk.

Röntgen. Ellenbogengelenk und Unterarm in 2 Ebenen. Häufig sind Frakturen des Olekranons. Durch Zugeinwirkung des Musculus triceps brachii kommt es meist zu erheblichen Verschiebungen des körpernahen Frakturfragmentes. Bei Frakturen am Radiusköpfchen finden sich Quer-, Mehrfragment- und Meißelfrakturen.

Behandlung. Verschobene Olekranonfrakturen müssen operativ reponiert und fixiert werden. Hierbei kommt die Zuggurtungsosteosynthese zur Anwendung.
Bei Radiusfrakturen wird bei fehlender Dislokation konservativ durch Ruhigstellung mit einer Gipsschiene (etwa 3–4 Wochen) behandelt. Bei Verschiebungen operative Reposition und Fixation, bei Trümmerfrakturen Extraktion der Fragmente.
Bei in Fehlstellung verheilten Radiusköpfchenfrakturen mit erheblicher Funktionseinschränkung kommt ebenfalls die operative Entfernung des Radiusköpfchens in Frage.

Komplikationen. Nach Olekranonverletzungen relativ selten Verletzungen des Nervus ulnaris. Posttraumatische Arthrose bei Stufenbildung mit entsprechender Funktionseinschränkung, nach in Fehlstellung verheilten Radiusköpfchenfrakturen ebenfalls Funktionseinschränkung.
Falschgelenkbildung nach einer Olekranonfraktur nicht selten.

3.5.5 Unterarmschaftfraktur

Entstehung. Meist durch direkte Gewalteinwirkung, direkter Schlag auf den Unterarm, deswegen auch nach der Abwehrbewegung beim Fechten als „Parierfraktur" bezeichnet.

Klinik. Verformung, Schwellung, Krepitation, Schmerzen, insbesondere auch bei Umwendebewegungen.

Röntgen. Unterarm in 2 Ebenen.
Alleinige Fraktur des Radius- oder Ulnarschaftes möglich. Vorkommen von Quer- und Mehrfragmentfrakturen.

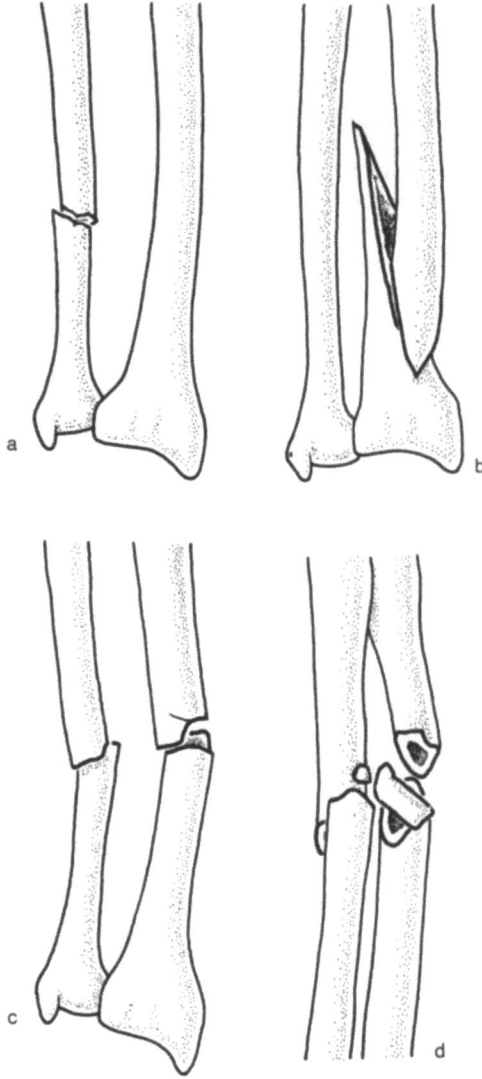

Abb. 3.36 a–d. Unterarmschaftfrakturen. **a** Querfraktur des Ulnaschaftes, **b** Torsionsfraktur des Radius, **c** Querfraktur beider Vorderarmknochen, **d** Splitterfraktur

Behandlung. Nur bei Frakturen mit teilweisem Erhalt der Kontinuität ist die konservative Behandlung möglich (ebenso konservatives Vorgehen bei kindlichen Frakturen nach erfolgter Reposition). Im allgemeinen ist die operative Reposition und Fixation durch eine Plattenosteosynthese indiziert, zumal es häufig zu Falschgelenkausbildung im Unterarmbereich nach konservativer Behandlung kommt.

Insbesondere bei alleiniger Beteiligung *eines* Unterarmschaftknochens ist die Gefahr wegen der Sperrwirkung des gesunden Unterarmschaftanteils besonders groß.

Bei konservativer Behandlung Gipsruhigstellung über etwa 6 Wochen, bei Kindern 4 Wochen. Nach Plattenosteosynthese funktionelle Nachbehandlung.

Komplikationen. Begleitende Verletzungen an Arterien und Nerven sind möglich. Durch knöcherne Überbrückung zwischen Ulna und Radius kann es zu einer Einschränkung der Umwendebewegungen kommen. Auch nach nicht korrekt durchgeführter Plattenosteosynthese ist eine Falschgelenkausbildung möglich. In diesen Fällen muß die operative Revision empfohlen werden. Bei der hypertrophen Pseudarthrose kommt dann eine erneute Osteosynthese mit zusätzlicher Kompression in Frage, bei der atrophischen Pseudarthrose muß zusätzlich zur Osteosynthese eine Spongiosaübertragung vorgenommen werden.

Relative Verkürzung von Radius oder Ulna mit entsprechender Ausbildung einer Gelenkinkongruenz sind möglich. Bei entsprechenden stärkeren klinischen Beschwerden wird man den operativen Längenausgleich vornehmen müssen.

3.5.6 Handgelenksnahe Unterarmfraktur

Entstehung. Sturz auf die Hand.
Häufigste Fraktur überhaupt.

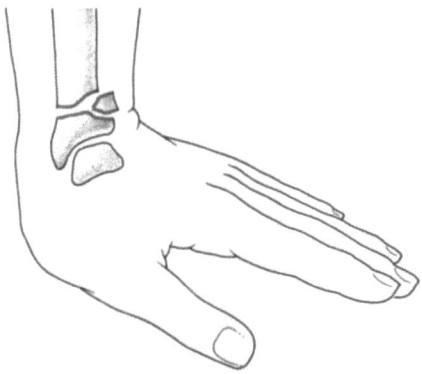

Abb. 3.37. Distale Radiusfraktur durch Sturz auf die Hand, Ausbildung eines Biegungsdreiecks

Klinik. Schwellung, Druckschmerz im Handgelenksbereich, bei Verschiebung Deformation, meist typische Bajonettstellung. Meist auch Abknickung nach speichenwärts.

Röntgen. Unterarm und Handgelegk in 2 Ebenen. Frakturen ohne Verschiebung, mit erheblicher Verschiebung, Trümmerfrakturen.
Oft gleichzeitig distale Ulnafraktur.

Therapie. Bei unverschobenen Frakturen (häufig bei Kindern als Grünholzfraktur) Anlegen einer dorsalen Gipsschiene für 3 Wochen.
Bei verschobenen Frakturen (Verschiebung nach streckseitig und speichenwärts) zunächst Dauerzug mittels der sog. Mädchenfänger, danach endgültige Reposition unter Bildwandlerkontrolle, entweder in Lokalanästesie oder in Kurznarkose.
Dorsovolare Gipsschiene in Ulnarabduktion, nach Abschwellung ergänzt zum geschlossenen Vorderarmgips.
Bei intraartikulärer Trümmerfraktur ist es günstig, eine Oberarmgipsschiene anzulegen. Regelmäßige klinische und röntgenologische Kontrollen sind nötig, da die Gefahr des erneuten Abrutschens im Frakturbereich groß ist. Die Reposition kann erforderlichenfalls durch perkutan eingebrachte Kirschner-Drähte gehalten werden. Die offene Reposition mit Osteosynthese durch Schrauben und Platte ist selten indiziert (z. B. bei Mehrfragmentfrakturen mit Gelenkbeteiligung).

Komplikationen. Bei starker Verschiebung Verletzung des N. medianus.
Posttraumatische Arthrose nach verbliebener Fehlstellung.

> **Merke.** Bei distalen Radiusfrakturen herrscht die konservative Behandlung vor. Ausnahmen sind Frakturen mit Gelenkbeteiligung. Korrekturosteotomien sind bei distalen Radiusfehlstellungen angezeigt.

3.5.7 Sudeck-Dystrophie

Vokommen. Insbesondere nach handgelenksnahen Frakturen kommt es zu Schwellung, Blauverfärbung, vermehrter Schweißneigung und zu stark schmerzhaft eingeschränkter Beweglichkeit im Bereich der Hand. Röntgenologisch zeigt sich bereits nach kurzer Zeit eine kleinfleckige Knochenatrophie. Um eine psychische Fixierung zu vermeiden, sollte der Ausdruck der Sudeck-Erkrankung dem Patienten gegenüber nicht mehr gebraucht werden.

Therapie. Ruhigstellung; Sedative, abschwellende und durchblutungsfördernde Medikamente.

3.5.8 Sonderformen der Vorderarmfrakturen

a) Monteggia-Fraktur
Verrenkung des Radiusköpfchens und Fraktur der Ulna im körpernahen Drittel.
Therapie:
Offene Reposition und Osteosynthese der Ulna. Bei verbleibender Verrenkung des Radiusköpfchens offene Reposition und Naht des Ligamentum anulare.

b) Galeazzi-Fraktur
Radiusschaftfraktur mit distaler Ulnaluxation.
Therapie:
Osteosynthese, Bandnaht.

3.5.9 Distorsionen, Luxationen und Frakturen der Handwurzelknochen

a) Distorsionen des Handgelenkes

Entstehung. Sturz auf die Hand.
Die Diagnose wird nach Ausschluß einer knöchernen oder Bandverletzung gestellt.

Klinik. Schmerzhafte Bewegungseinschränkung im Handgelenk..

Röntgen. Zum Ausschluß einer Verrenkung oder knöchernen Verletzung Handgelenk in 2 Ebenen und Kahnbeinsonderaufnahmen.

Therapie. Kurzzeitige Ruhigstellung, bei Bedarf durch Gipsschiene.

b) Luxation des Mondbeines (Os lunatum)

Entstehung. Sturz auf die ausgestreckte Hand. Insgesamt selten, da ein kräftiger Bandapparat

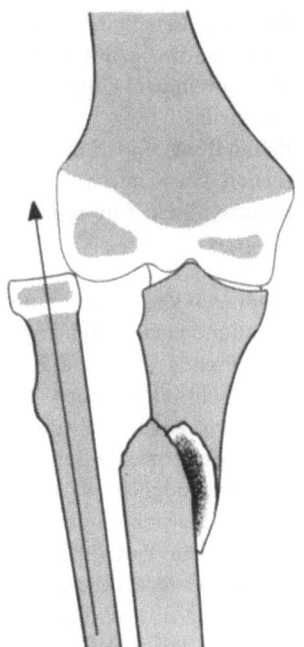

Abb. 3.38. Monteggia-Fraktur mit Radiusköpfchenluxation

den Zusammenhalt der Handwurzelknochen gewährleistet.

Klinik. Schwellung im Handgelenkbereich, Deformation, schmerzhafte Funktionseinschränkung.

Röntgen. Handgelenk in 2 Ebenen, Kahnbeinsonderaufnahmen, da häufig auch eine knöcherne Verletzung des Kahnbeines vorliegt. Bei der sog. *perilunären Luxation* ist die Handwurzel unter Aussparung des Mondbeines nach dorsal verrenkt.

Therapie. In Kurznarkose Reposition, danach dorsale Gipsschiene, nach 8 Tagen zirkulärer Unterarm-Hand-Gips für 6–8 Wochen.

Komplikationen. Gelegentlich Nekrose des Mondbeines.

c) Kahnbeinfraktur (Navikularefraktur)

Entstehung. Sturz auf die ausgestreckte Hand, als direkte Verletzungsfolge durch lokale Gewalteinwirkung.

Klinik. Schmerzhafte Funktionseinschränkung im Handgelenk, lokaler Druckschmerz.

Röntgen. Aufnahmen in 4 Ebenen (Kahnbeinsonderaufnahmen)

Therapie. Ruhigstellung im Oberarmgipsverband unter Einschluß des Daumenendglied für 4 Wochen, danach Unterarmgips wiederum mit Einschluß des Daumenendglied für weitere 8 Wochen.

Komplikationen. Häufig Pseudarthrosenausbildung. Zahlreiche operative Verfahren zur Behandlung einer Pseudarthrose wurden angegeben. Die Erzielung einer Kompression, z. B. durch eine Spongiosaschraube unter Anlagerung von Spongiosa, liegt dabei den meisten Verfahren zugrunde.

3.5.9.1 Frakturen der Mittelhandknochen

Entstehung. Sturz auf die Hand, lokale direkte Gewalteinwirkung.

Klinik. Lokales Hämatom, schmerzhafte Bewegungseinschränkung.

Röntgen. Aufnahmen der Hand in 2 Ebenen. Es finden sich Frakturen im Bereich des Schaftes, der Basis und des Köpfchens.

Therapie. Wenn keine oder nur eine geringe Verschiebung vorliegt, konservativ. Dorsale Gipsschiene unter Rechtwinkelstellung der Fingergrund- und Mittelgelenke. Dauer der Ruhig-

stellung bei Frakturen im Schaftbereich 6–8 Wochen, sonst etwa 3–5 Wochen.

Vermieden werden muß unbedingt eine Ruhigstellung eines Grundgelenkes in Streckstellung.

Bei stärkerer Verschiebung und nicht möglicher Reposition offene Einstellung und Osteosynthese mit Kleinfragmentinstrumentarium.

Eine Sonderform stellt die sog. *Bennett-Fraktur* dar. Es handelt sich hierbei um eine Fraktur an der Basis des Metakarpale I mit Verrenkung.

Die Reposition wird in Kurznarkose vorgenommen, die Reposition wird entweder durch Kirschner-Drähte oder durch eine kleine Spongiosaschraube gehalten, danach Gipsruhigstellung für 5–6 Wochen.

3.5.9.2 Luxation des Daumengrundgelenkes

Entstehung. Sturz auf den überstreckten Daumen.

Klinik. Schwellung, Deformierung. Schmerzhafte Funktionseinschränkung.

Röntgen. Daumen in 2 Ebenen.

Therapie. Nach der Reposition Gipsruhigstellung für 3 Wochen.

3.5.10 Frakturen der Finger

Entstehung. Sowohl durch indirekte wie auch direkte Gewalteinwirkung.

Klinik. Schwellung, schmerzhafte Funktionseinschränkung.

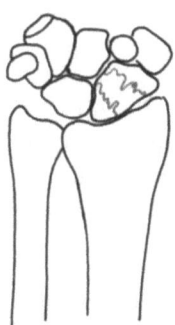

Abb. 3.39. Kahnbeinfraktur. *1* Ulnarer, *2* mittlerer, *3* radialer Anteil

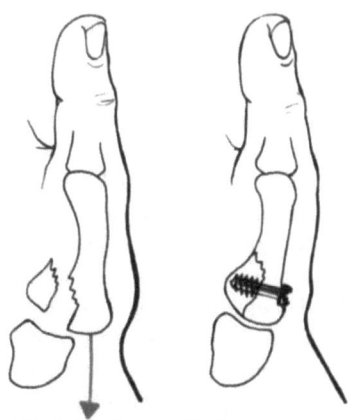

Abb. 3.40. Bennett-Fraktur

Röntgen. Finger in 2 Ebenen.
Quer-, Schräg- oder Mehrfragmentfrakturen
mit und ohne Gelenkbeteiligung kommen zur
Darstellung.

Therapie. Bei nicht oder nur gering vorhandener
Dislokation Gipsschiene unter Einschluß eines
benachbarten Fingers für 3 Wochen. Bei stärkerer Dislokation Spickung mit Kirschner-Drähten, am Grundglied ist auch eine Kleinfrag-
mentosteosynthese möglich.

> **Merke.** Eingestauchte Oberarmkopffraktu-
> ren werden in der Regel konservativ behan-
> delt. Ein konservatives Vorgehen ist auch bei
> Oberarmschaftfrakturen angezeigt. Aus-
> nahmen stellen Verletzungen des N. radialis
> und der Gefäße, sowie verzögerte knöcherne
> Ausheilung dar.
> Ellenbogengelenksnahe Frakturen sind ein
> häufiges Ereignis bei Kindern. Wegen dro-
> hender Gelenkfehlstellungen sowie häufiger
> Läsionen von Nerven und Gefäßen ist hier
> die operative Behandlung vorherrschend.
> Gelenknahe Unterarmfrakturen müssen we-
> gen der Gelenkbeeinflussung überwiegend
> operativ versorgt werden.
> Insbesondere bei alleiniger Fraktur eines
> Unterarmschaftknochens ist die Gefahr der
> Falschgelenkbildung wegen der Sperrbil-
> dung des unverletzten Unterarmschaftkno-
> chens groß. Daher wird auch hier in der
> Regel die Osteosynthese bevorzugt.

3.6 Verletzungen der Wirbelsäule

Die klassischen Verletzungen, wie Prellung,
Zerrung, Verrenkung und Fraktur, sind auch
im Bereich der Wirbelsäule entweder isoliert
oder in Kombination anzutreffen. Die klinische
Schwere der Verletzungsfolgen muß nicht unbedingt mit dem Röntgenbild konform gehen.
So ist z. B. nach erfolgter spontaner Reposition
nach einer Halswirbelverrenkung auf dem
Röntgenbild oft keine knöcherne Verletzung
auszumachen, während klinisch schwerste
Schädigungen bis hin zur Querschnittslähmung
beobachtet werden.

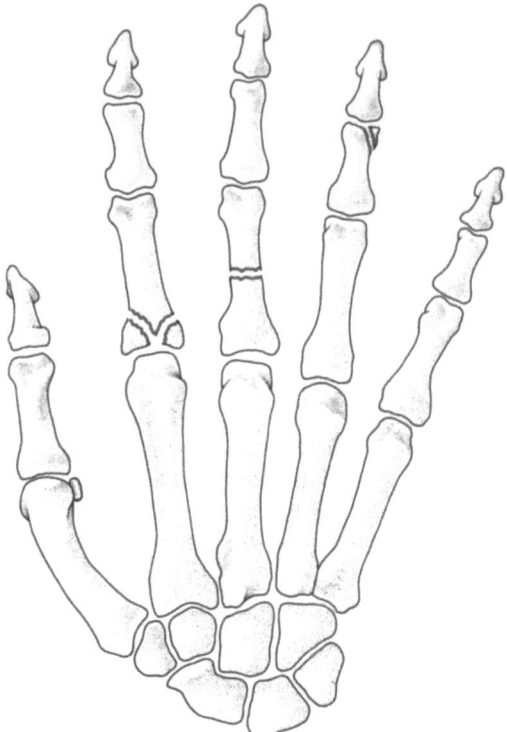

Abb. 3.41. Art und Lokalisation typischer Frakturen
im Handbereich

Verrenkungsfrakturen haben die schwersten
klinischen Folgen, zum einen wegen der Auswirkung auf das Rückenmark, zum anderen
wegen verbleibender Instabilität.
Quer- und Dornfortsatzfrakturen haben meist
weniger schwerwiegende klinische Auswirkungen.

3.6.1 Halswirbelfrakturen

Entstehung. Meist durch indirekte Gewalteinwirkung. Daher bei Schädelverletzungen immer
an eine Mitverletzung der HWS denken!
Vorkommen nach Verkehrsunfällen (Auffahrunfall) und Sportverletzungen (Kopfsprung in
seichtes Wasser). Nach Hyperanteflexions- und
Hyperretroflexionsverletzungen.

Röntgen. HWS in 2 Ebenen, zusätzlich Schrägaufnahmen.
Spezielle röntgenologische Untersuchungsver-
fahren, wie z. B. eine Myelographie, kommen

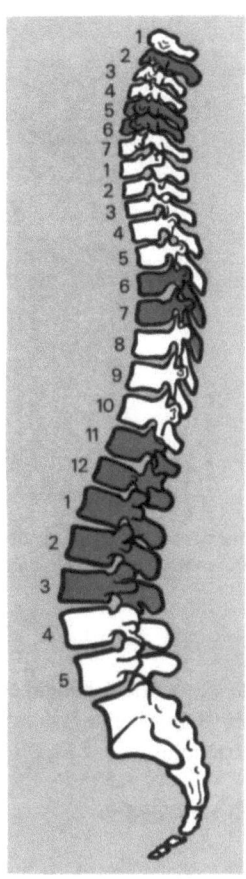

Abb. 3.42. Bevorzugte Wirbelfrakturen

bei Verdacht auf eine Kompression des Rückenmarks in Frage.

Klinik. Die Symptomatik reicht von leichten Nackenschmerzen über schmerzhafte Funktionseinschränkung bis zum Vollbild einer Querschnittslähmung.

Frakturen im Bereich der oberen HWS finden sich als sog. Densfrakturen, Bogenfrakturen des Atlas, Trümmerfraktur des Atlas (sog. Jefferson-Fraktur).

Therapie. Die Behandlung erfolgt meist im Dauerzug über eine Crutchfield-Klammer, nach der Reposition gewöhnlich Ruhigstellung im sog. Minerva-Gips.

Ruhigstellung oft über 3 Monate notwendig, nach Densfrakturen zur Vermeidung einer Pseudarthrosenausbildung oft über 6 Monate.

Die operative Behandlung ist nach Verletzungen im oberen HWS-Bereich relativ selten indiziert.

Nach Verrenkungsfrakturen im mittleren und unteren HWS-Bereich ist bei verbleibender Instabilität in den meisten Fällen die operative Stabilisierung indiziert.

Bei zunehmender neurologischer Symptomatik wird man diesen Eingriff mit einer Entlastungsoperation (Freilegung des Rückenmarkes) kombinieren müssen.

Auch bei bereits eingetretener Querschnittslähmung ist die operative Stabilisierung — in

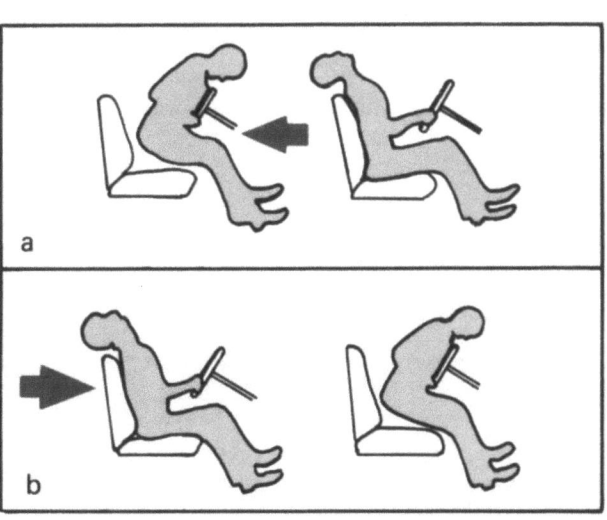

Abb. 3.43 a, b. Bewegungsausschläge der HWS bei aufprallender Kraft **a** Frontalaufprall, **b** Auffahrunfall

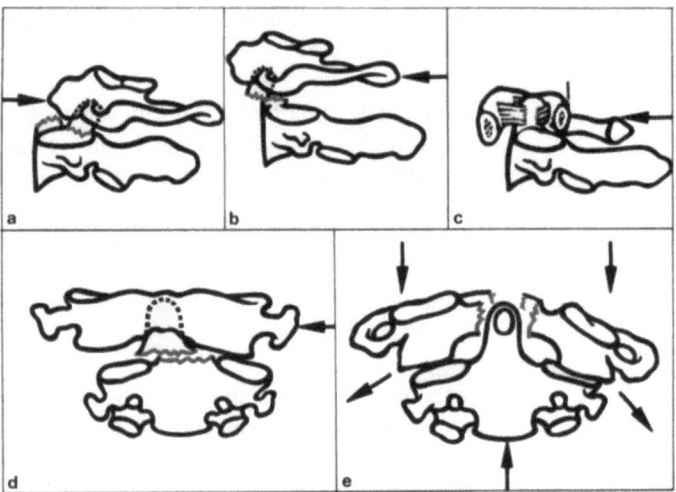

Abb. 3.44. a Transdentale Verrenkung des Atlas nach hinten, **b** transdentale Verrenkung des Atlas nach vorn, **c** transligamentäre Verrenkung des Atlas mit Zerreißung der Bandverbindungen zwischen Atlas und Epistropheus, **d** transdentale Verrenkung des Atlas nach der Seite, **e** Jefferson-Atlasberstungsfraktur

diesen Fällen zur Pflegeerleichterung – relativ häufig indiziert.

Die operative Stabilisierung erfolgt meist von vorn. Es wird eine knöcherne Verblockung unter Einbringung eines Beckenkammspanes angestrebt, zur Stabilisierung werden H-förmige Platten verwendet.

Die Behandlung bis zum operativen Eingriff erfolgt durch einen Dauerzug mittels der bereits erwähnten Crutchfield-Klammer. Diese wird biparietal angelegt, die Zangendornen durchbohren lediglich die äußere Kortikalis. Die Belastung beträgt bis 4 kg. Bei stärkerer Belastung besteht die Gefahr der Distraktion im Verletzungsbereich.

Bei alleiniger konservativer Behandlung wird nach ca. 4 Wochen die Crutchfield-Klammer entfernt und die weitere Ruhigstellung durch einen Minerva-Gips vorgenommen.

3.6.2 Frakturen der Brust- und Lendenwirbelsäule

Entstehung. Meist durch axiale Krafteinwirkung unter gleichzeitiger Flexion.

Direkte Gewalteinwirkung, z. B. Sturz von der Treppe.

Frakturen im LWS- oder BWS-Bereich kommen nicht selten im Zusammenhang mit Fersenbeinfrakturen vor.

Klinik. Starker Lokalschmerz, lokale Schwellung. Bei Mitverletzung des Rückenmarkes

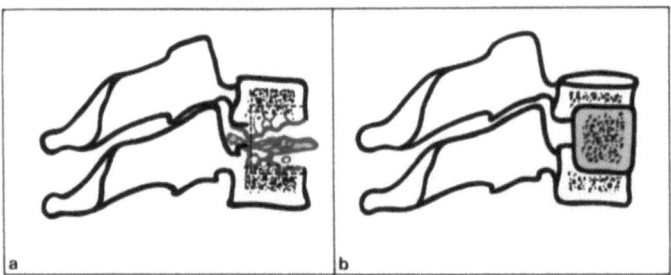

Abb. 3.45 a, b. Vordere Fusion zweier instabiler Halswirbelfrakturen (**a**) mit kortikospongiösem Block aus dem Beckenkamm (**b**)

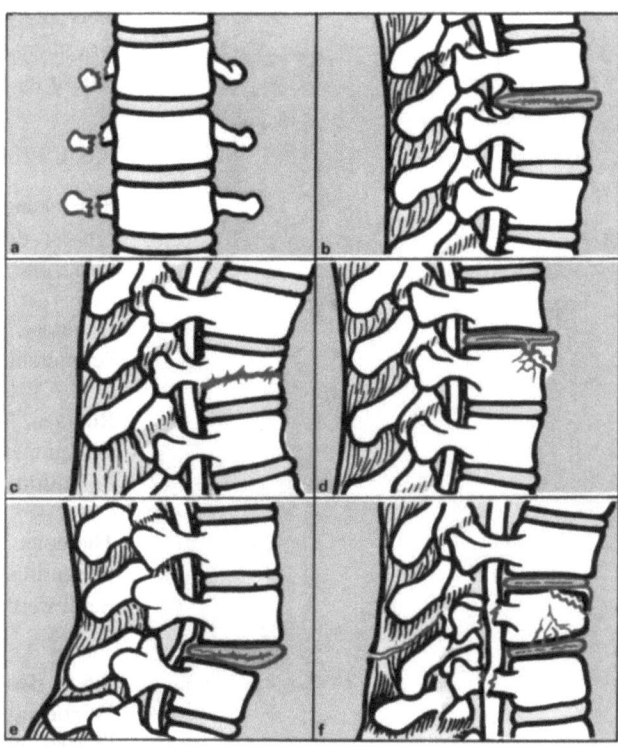

Abb. 3.46 a–f. Wirbelbruchformen. **a** Mehrere lumbale querfortsatzbrüche; **b** seltene isolierte Zwischenwirbelscheibenverletzung mit austretenden Trümmern, die Mark und Wurzeln komprimieren können, **c** „stabiler" Wirbelkompressionsbruch mit Winkelbildung bis 10°; **d** Kantenabbruch mit verletzter und imprimierter Zwischenwirbelscheibe; **e** „reitende Verrenkung" mit verletzter Zwischenwirbelscheibe und Mark- und Wurzelkompression; **f** „instabiler" ausgeprägter Wirbelbruch mit Verletzungen der Zwischenwirbelscheiben, des Bandapparates, der Bögen, der Gelenk- und Dornfortsätze

neurologische Ausfälle bis hin zum Bild der Querschnittslähmung.

Röntgen. BWS und LWS in 2 Ebenen.
Vorkommen von Vorderkantenabbrüchen, Kompressionsfrakturen unterschiedlicher Ausprägung bis hin zur sog. Tränentropfenfraktur. Verrenkungsfrakturen gehen in der Regel mit einer ausgeprägten klinischen Symptomatik einher. Die klinischen Folgen nach Querfortsatz- und Dornfortsatzfrakturen sind meist gering.

Therapie. Bei Kompressionsfrakturen mit stabiler Hinterkante und ohne neurologische Ausfälle steht heute die funktionelle Behandlung im Vordergrund, d. h. es wird zunächst ein isometrisches, kräftigendes Muskeltraining durchgeführt. In der Regel kann mit der Mobilisation bereits 14 Tage nach dem Unfallereignis begonnen werden.

Verschiedentlich wird die Aufrichtug einer Kompressionsfraktur entweder im ventralen oder dorsalen Durchhang (nach Böhler) angestrebt. Die Ergebnisse sind jedoch häufig bezüglich des funktionellen Ergebnisses problematisch, da es wegen der langen Ruhigstellung im Gipsmieder meist zur Atrophie der Rückenstreckenmuskulatur kommt.

Die Behandlung nach Quer- und Dornfortsatzfrakturen wird meist nur symptomatisch durchgeführt, je nach der Schwere der örtlichen Verletzungsfolgen.

3.6.3 Frakturen des Kreuzbeines

Kreuzbeinfrakturen sind als alleinige Unfallfolge ausgesprochen selten. Häufig werden sie in

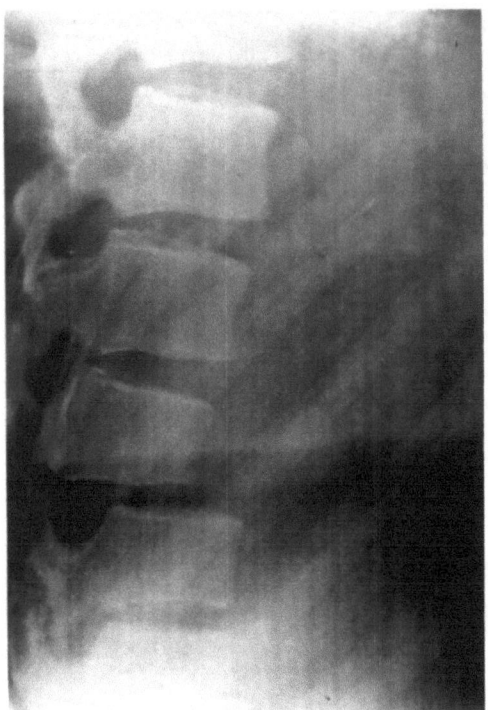

Abb. 3.47. Luxationsfraktur des 12. BWK

der Kombination mit Beckenfrakturen beobachtet. Zu unterscheiden sind horizontale, vertikale und Trümmerfrakturen. Die horizontalen Frakturen verlaufen meist in Höhe von S3–S4, die vertikalen durchziehen die Partes laterales oder die Foramina sacralia.

Therapie. Falls keine erhebliche Dislokation der Fragmente besteht, ist eine konservative Behandlung angezeigt.

3.6.4 Frakturen des Steißbeines

Entstehung. Ursächlich für die Steißbeinfrakturen ist die direkte Gewalteinwirkung durch Sturz und Stoß verantwortlich.

Diagnose. Symptome äußern sich in starker Schmerzhaftigkeit, besonders beim Sitzen.

Röntgen. Röntgenaufnahmen in 2 Ebenen sind im Rahmen der Diagnostik erforderlich (rektale Palpation).

Therapie. Eventuelle Reposition, konservative Behandlung. Bei starken, länger anhaltenden Beschwerden Teilresektion des Steißbeines.

3.6.5 Behandlung und Pflege bei Wirbelsäulenfrakturen mit Lähmung (Tetra- und Paraplegie)

Besondere Ansprüche werden an die Behandlung von Querschnittsverletzten gestellt. Wegen des hohen und differenzierten pflegerischen Einsatzes ist die korrekte Behandlung nur in sog. Querschnittszentren möglich. Die grundsätzliche Pflege und Behandlung werden in einem noch erscheinenden Buch „Querschnittslähmungen" speziell behandelt.

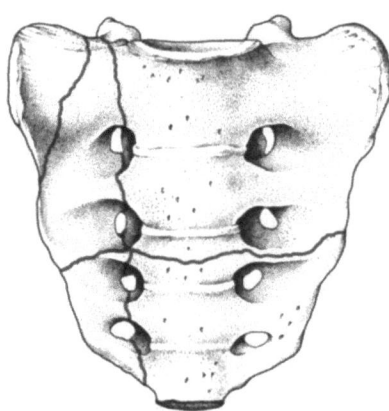

Abb. 3.48. Fraktur des Kreuzbeines

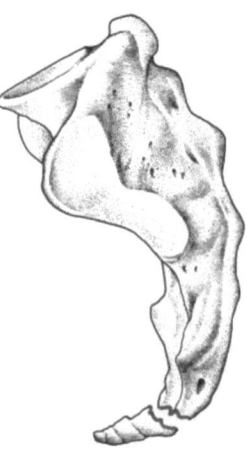

Abb. 3.49. Fraktur des Steißbeines

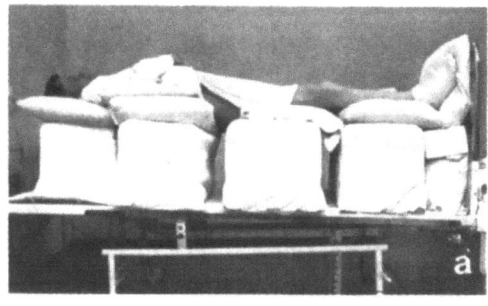

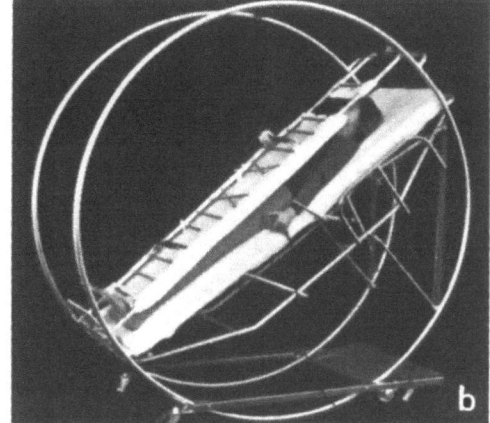

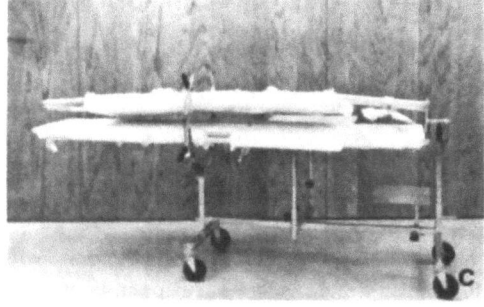

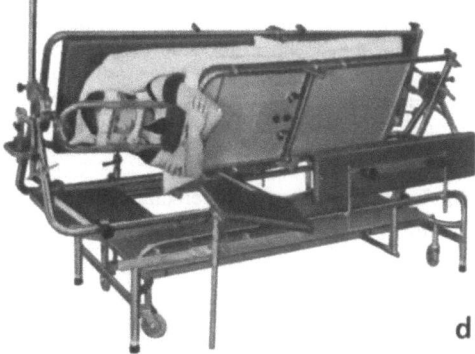

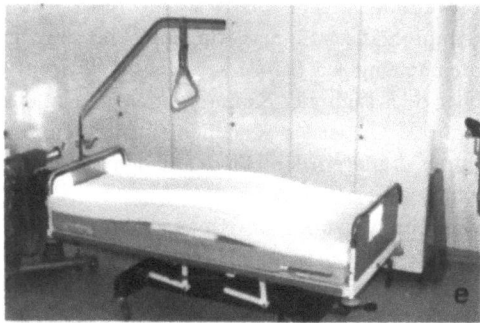

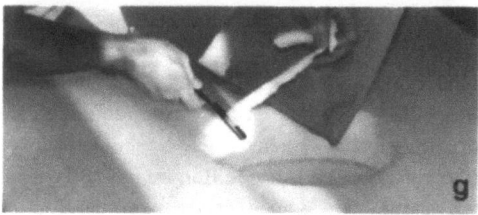

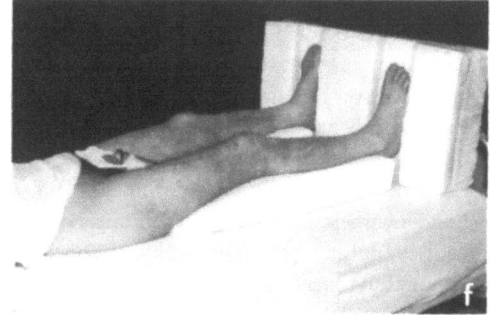

Abb. 3.50 a–g. Verschiedene Lagerungsverfahren. **a** Lagerung auf dem Packbett (Quadermatratze) mit Drehumlagerungsbehandlung alle 2–3 h; **b** Circolectric-Bett; **c** Strikerkeildrehbett; **d** Hess-Drehbett; **e** Krankenbett mit Schaumstoffblock von 5 cm Dicke unter den Schaumstoffplatten zur Erzielung einer Streckstellung in den Hüftgelenken von 180°; **f** Lagerung beider Beine auf maßgefertigten Schaumstoffkeilen mit dem dazugehörenden Schaumstoffblock für die Füße zur Vermeidung einer Spitzfußstellung; **g** nach der jeweiligen Größe des Patienten wird ein Loch zur Entlastung des Kreuzbeines sowie der Sitzbeinhöcker ausgeschnitten. Beseitigung der scharfen Ränder am ausgeschnittenen Lochrand

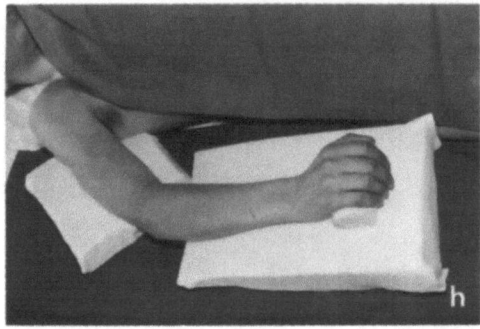

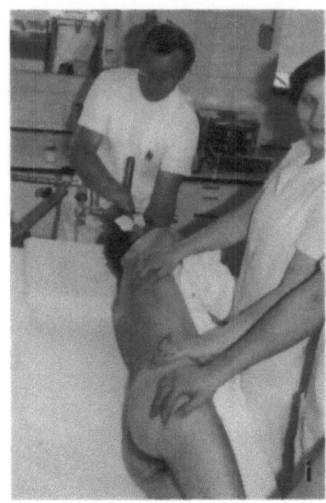

Abb. 3.50 h, i. Lagerung der Ober- und Unterarme eines Tetraplegikers auf maßgefertigten Schaumstoffkeilen zur Vermeidung von Druckstellen an den Ellenbogengelenken. Finger werden auf einer Schaumstoffrolle in Funktionsstellung gelagert; **i** achsengerechte, sorgfältige Seitenlagerung bei einem Tetraplegiker unter Drahtextension. Das in den Schaumstoffblock geschnittene Loch am Kopfende bewirkt die Erzielung einer Lordosierung der Halswirbelsäule und die Vermeidung von Dekubitalulzera am Hinterkopf

Zur Lagerung bieten sich verschiedene Verfahren an.

> **Merke.** Verletzungen im Bereich der Wirbelsäule können mit schwerwiegenden Auswirkungen auf die Rückenmarkfunktion einhergehen. Bei instabilen Frakturen im Bereich der Halswirbelsäule neigt man heute eher zur operativen Stabilisierung. Bei konservativer Behandlung erfolgt eine Extensionsbehandlung mittels einer Crutchfield-Klammer.
>
> Bei Frakturen im Bereich der Brust- und Lendenwirbelsäule herrscht die konservative Behandlung vor. Die frühfunktionelle Behandlung nach stabilen Kompressionsfrakturen soll besonders empfohlen werden.

3.7 Frakturen im Thoraxbereich

Frakturen im Thoraxbereich betreffen die Rippen und das Sternum.

3.7.1 Rippenfrakturen

Diese entstehen meist durch stumpfe Brustkorbverletzungen. Es kann zu einzelnen Rippenfrakturen und auch zu einer Reihe von Rippenfrakturen, einer sog. Rippenserienfraktur, kommen.

Symptomatisch für eine Rippenfraktur sind die atemabhängigen Schmerzen. Es besteht seitlicher oder sagittaler Kompressionsschmerz des Thorax. Oft ist ein Knochenreiben erkennbar durch Auflegen der Hand auf den verletzten Thoraxbereich.

Als Komplikation von Rippenfrakturen kann es zu einem Pneumo-, Hämatopneumo- oder Hämatothorax kommen. Auch kann sich als Begleiterscheinung ein beträchtliches Hautemphysem entwickeln. Die Behandlung erfolgte früher mit einem sog. Dachziegelverband.

Das Anlegen eines Heftpflasterverbandes ist möglich, wegen häufiger Hautschädigungen jedoch eher abzulehnen.

Rippenserienfrakturen sollten wegen der erhöhten Gefahr von Begleitverletzungen der Lunge stationär behandelt werden.

Bei Instabilität des Thorax ist eine Drahtextension zur Stabilisierung erforderlich.

Als symptomatische Behandlungsmaßnahmen bei Rippenfrakturen kommen Inhalationen und gegebenenfalls Analgetika in Frage.

3.7.2 Sternumfraktur

Sternumfrakturen erfordern meist nur eine symptomatische Behandlung.

Lediglich bei stärkerer Verschiebung ist eine Reposition und Fixation mit Kirschner-Drähten angezeigt.

3.8 Umstellungsosteotomien

Achsenfehlstellungen, insbesondere im Bereich der unteren Extremität, stellen eine Vorstufe der Arthrose dar. Es wurde diesbezüglich der Begriff der präarthrotischen Deformität geprägt. Aus diesem Grunde ist es nicht erst ein neuzeitliches ärztliches Problem, derartige Fehlstellungen chirurgisch zu beseitigen. Unter einer Osteotomie versteht man eine Knochendurchtrennung, die in der Absicht, eine Achsenfehlstellung oder ein Längenfehlwachstum auszugleichen, vorgenommen wird. Nach der Korrektur werden die durchtrennten Knochen in der korrigierten Stellung wieder fixiert.

Die Fixation geschieht heute vorzugsweise mittels einer Osteosynthese. Diese gestattet bei Wegfall der postoperativen Gipsfixation die frühzeitige Mobilisierung der Gelenke.

Häufig sind Korrekturosteotomien bei O- und X-Fehlstellungen im Bereich der Kniegelenke sowie bei Fehlstellungen in den Hüftgelenken angezeigt. Derartige Fehlstellungen können selbstverständlich auch posttraumatisch entstehen.

Als Indikation zur Korrekturosteotomie im Bereich der Arme seien hier lediglich Fehlstellungen nach Radiusfrakturen sowie O- und X-Fehlstellungen im Bereich der Ellenbogengelenke genannt.

Je nach der Lokalisation einer Fehlstellung kommen verschiedene Osteosyntheseverfahren in Frage.

Die Nachbehandlung und Lagerung unterscheidet sich nicht von der postoperativen Frakturbehandlung.

3.9 Künstlicher Gelenkersatz

3.9.1 Einführung

In den letzten Jahren hat der künstliche Gelenkersatz immer mehr an Bedeutung gewonnen. Die anfängliche Euphorie ist in letzter Zeit jedoch eher einer Zurückhaltung gewichen, da nach einem Gelenkersatz nach einigen Jahren auch schwerwiegende Komplikationen auftreten können. Die Indikation des Gelenkersatzes sollte sich daher insbesondere auf ältere Patienten beschränken.

So sollte man bei einem 30jährigen Patienten mit posttraumatischer Koxarthrose zunächst andere Behandlungsmaßnahmen ausschöpfen.

3.9.1.1 Hüftgelenkersatz

Am längsten bekannt und in der Entwicklung am weitesten erforscht ist der Hüftgelenkersatz. Er kommt zur Anwendung einmal bei der rheumatisch, degenerativ oder traumatisch bedingten Koxarthrose, zum anderen auch unmittelbar nach medialen Schenkelhalsfrakturen bei älteren Patienten.

Wir beschränken uns in der Darstellung auf die folgenden Möglichkeiten:

a) Moore-Prothese

Sie kommt posttraumatisch nach Schenkelhalsfrakturen zur Anwendung. Es wird nicht die Hüftpfanne ersetzt (Ersatz nur des Hüftkopfes).

b) Totalendoprothese

Diese besteht aus dem Prothesenstiel und der künstlichen Gelenkpfanne.

Es kommen hier die verschiedensten Modelle zur Anwendung. Das Einzementieren des Prothesenstieles und der Pfanne geschieht mit Knochenzement.

c) Wagner-Prothese

Auf den degenerativ veränderten Femurkopf wird ein Metallcup aufzementiert. Die Hüftpfanne wird durch eine einzementierte Kunststoffpfanne ersetzt.

Der Wagner-Cup wird auch bereits bei jüngeren Patienten implantiert. Komplikationsmöglichkeiten ergeben sich durch ein späteres Lockern des Metallcups.

d) Zementlose Totalendoprothese

In jüngster Zeit wird intensiv über sog. zementlose Prothesen geforscht. Die Vorteile gegenüber den Zementprothesen sind noch nicht überzeugend. Ein abschließendes Urteil ist zur Zeit noch nicht möglich.

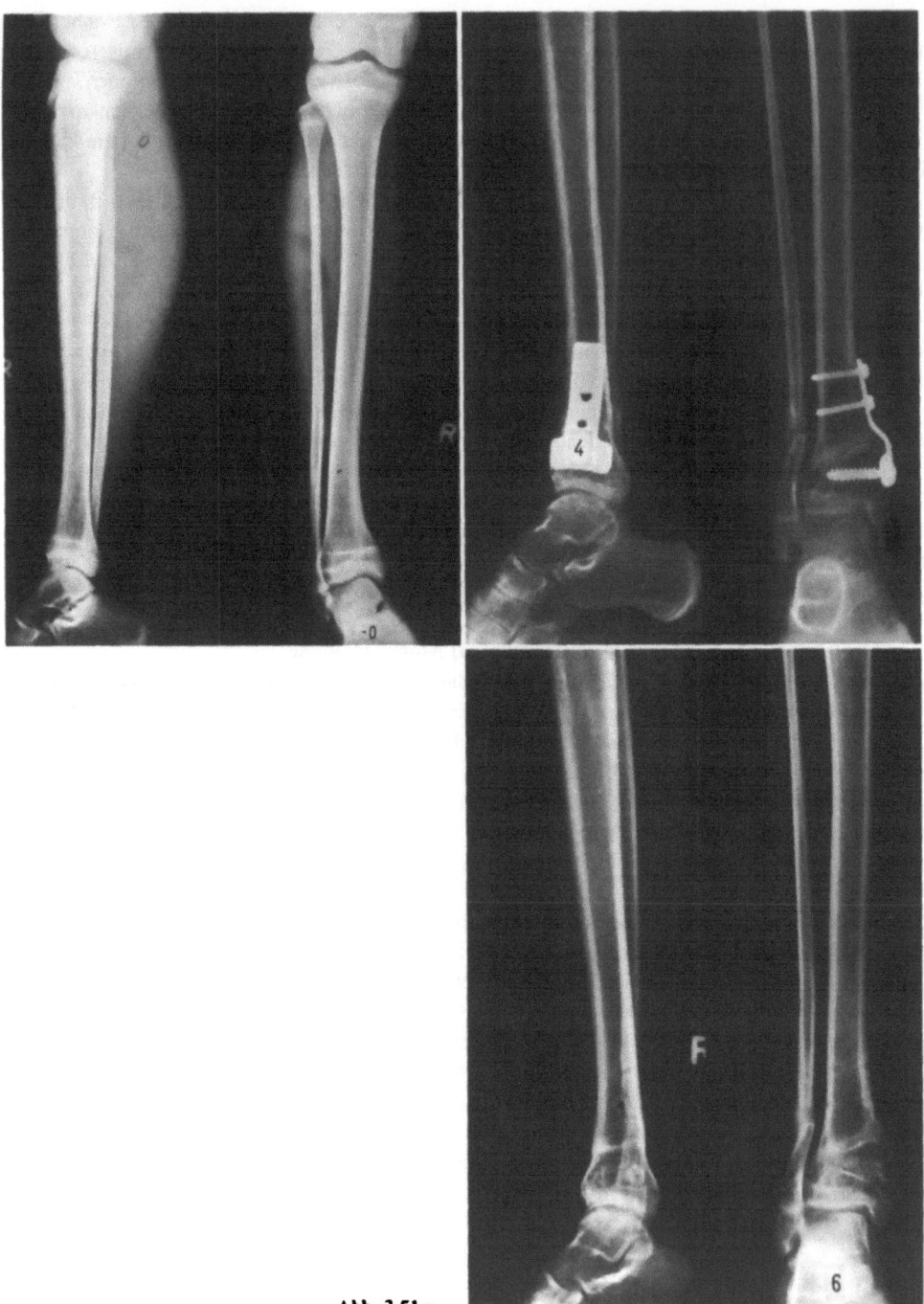

Abb. 3.51 a

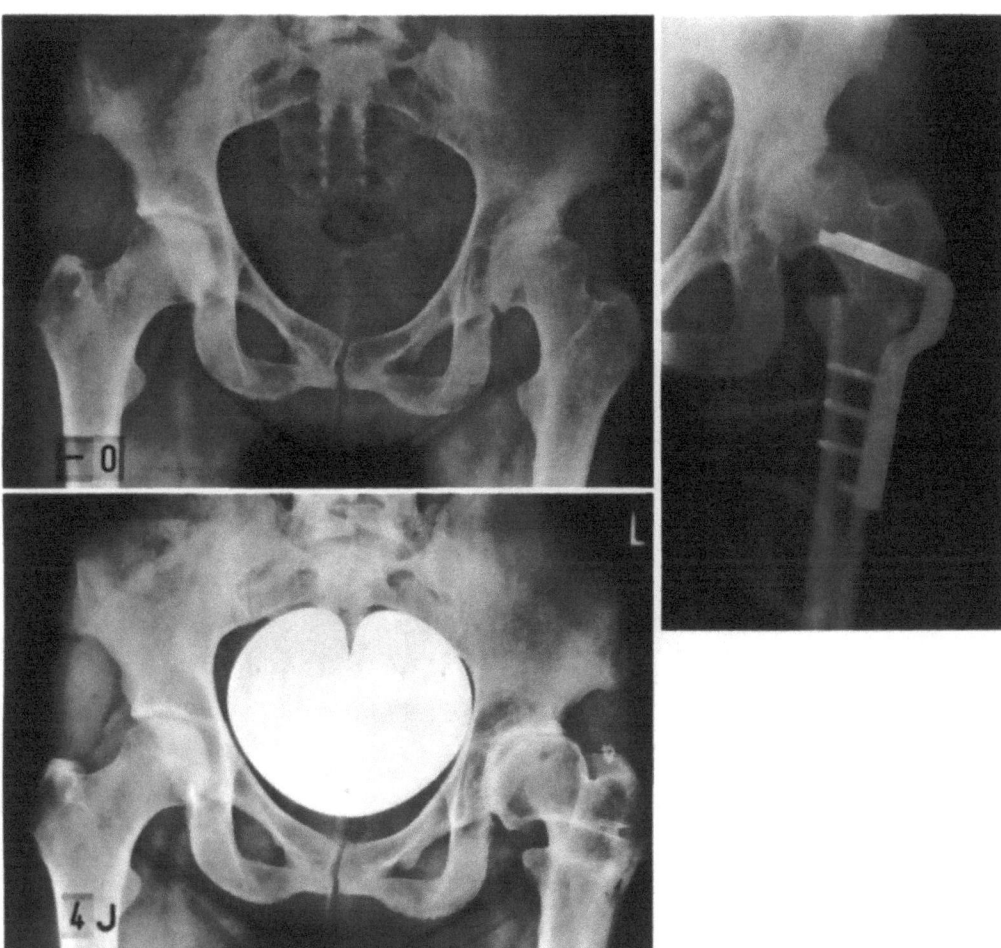

Abb. 3.51 b

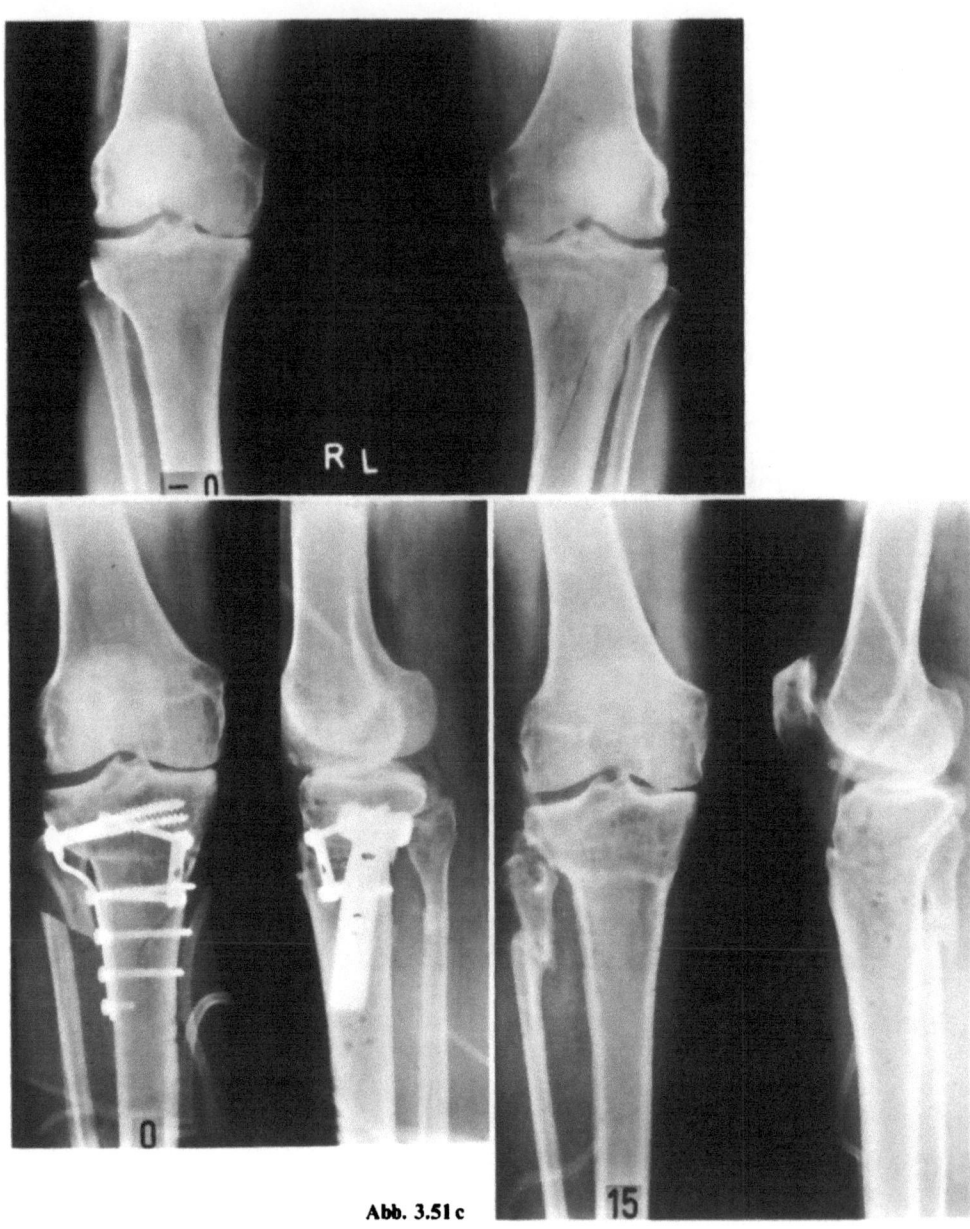

Abb. 3.51 c

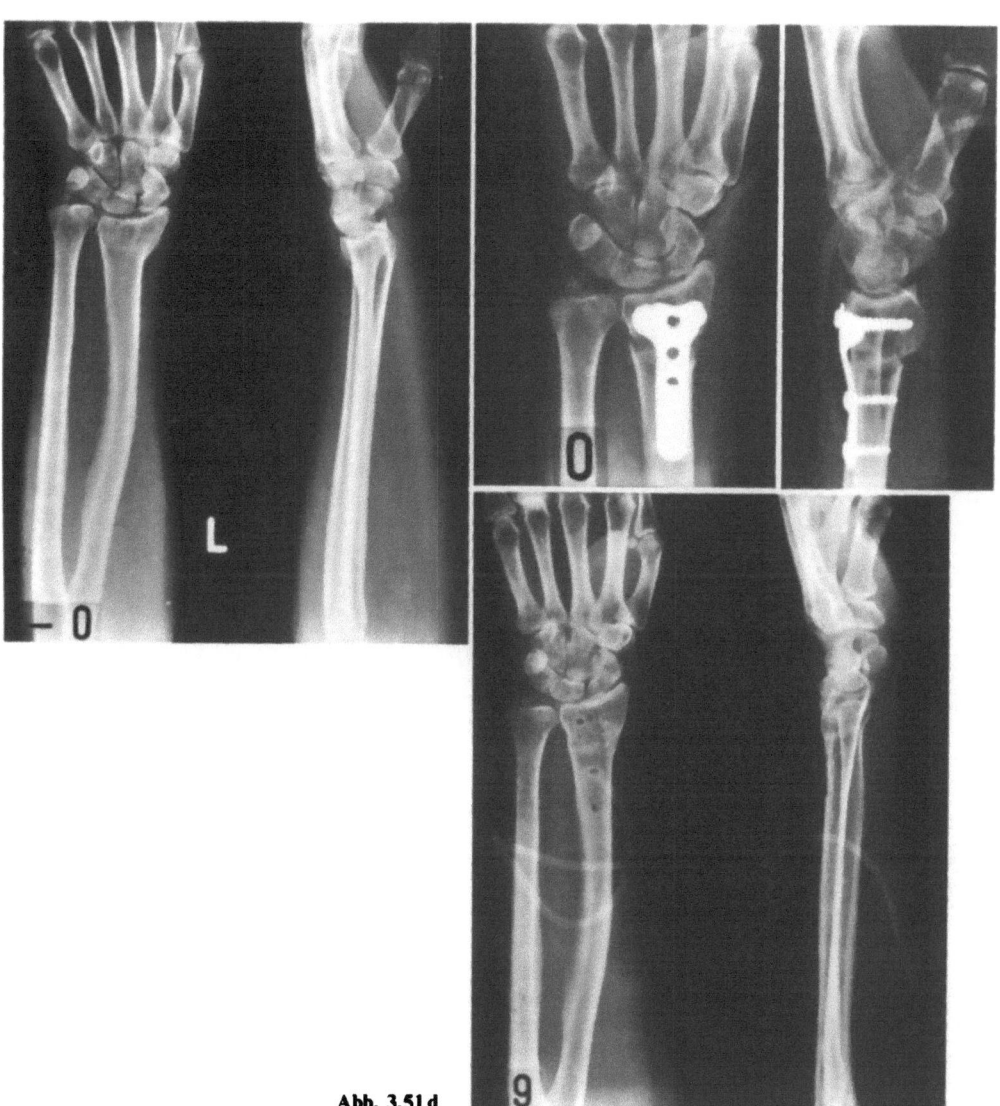

Abb. 3.51 d

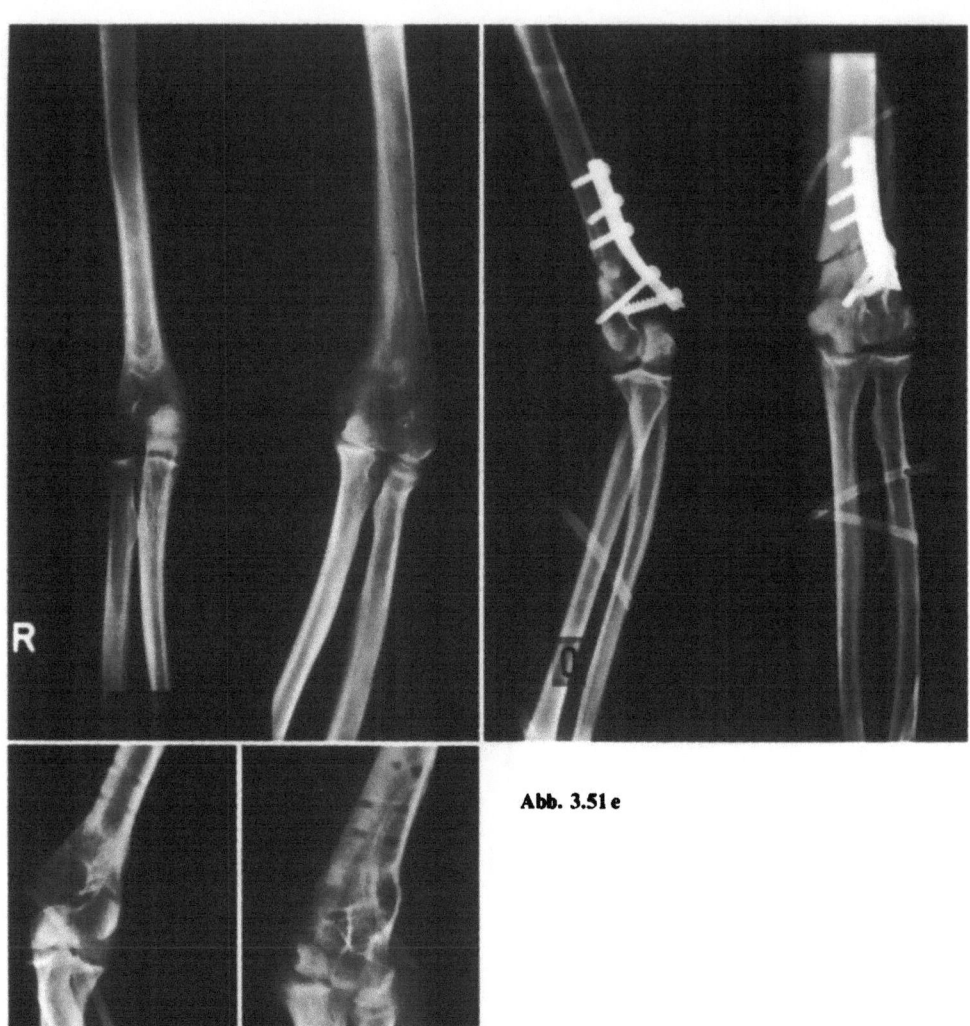

Abb. 3.51 e

Abb. 3.51 a–e. Umstellungsosteotomien. **a** Sprunggelenksnahe Umstellungsosteotomie bei Varusfehlstellung, Zustand nach valgisierender Umstellungsosteotomie. **b** Hüfte: anlagebedingte Valgusfehlstellung am Hüftgelenk, Varisationsosteotomie, Zustand nach Metallentfernung. **c** Kniegelenk: Korrekturoperation einer Varusfehlstellung des Kniegelenkes. **d** Radius: Beispiel einer Umstellungsosteotomie am Radius nach posttraumatischer Fehlstellung. Korrektur der Fehlstellung mit T-Plattenosteosynthese, Zustand nach Metallentfernung. **e** Ellenbogen Korrekturoperation einer posttraumatischen Ellenbogengelenksfehlstellung

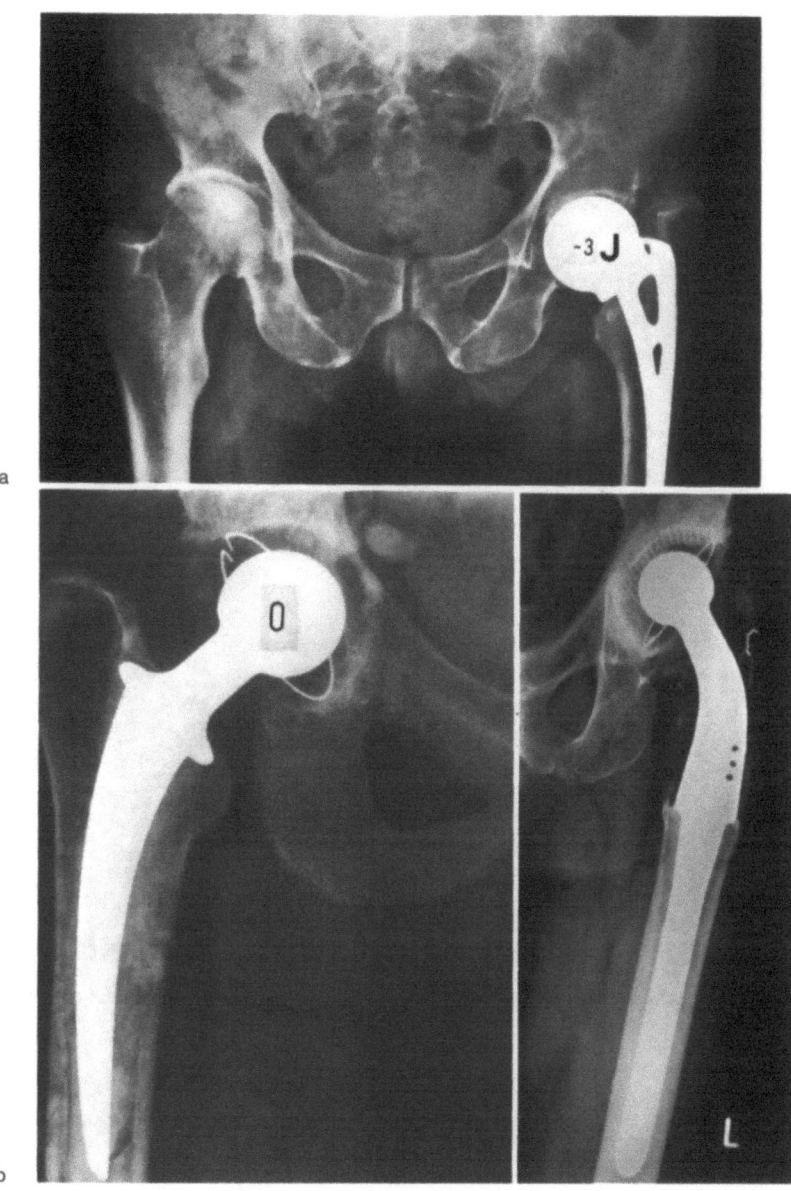

a

b

Abb. 3.52 a–d. Künstlicher Gelenkersatz. **a** Moore-Prothese, **b** *1* Totalendoprothese *2* Krückstock-Prothese

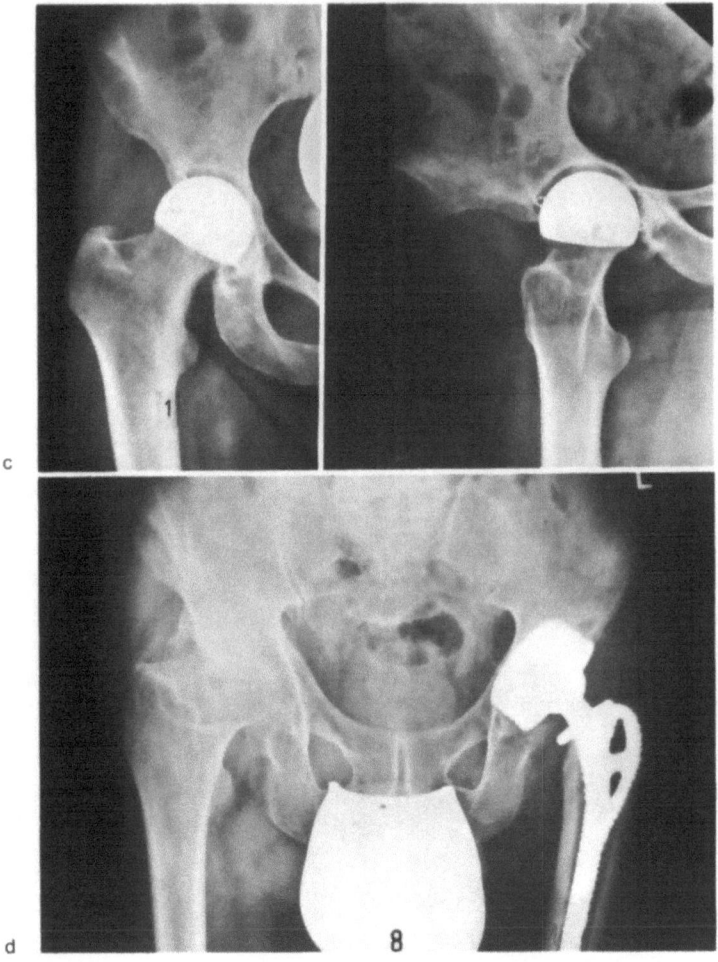

Abb. 3.52 (Fortsetzung) **c** Wagner-Prothese, **d** zementlose Totalendoprothese (Judet-Prothese)

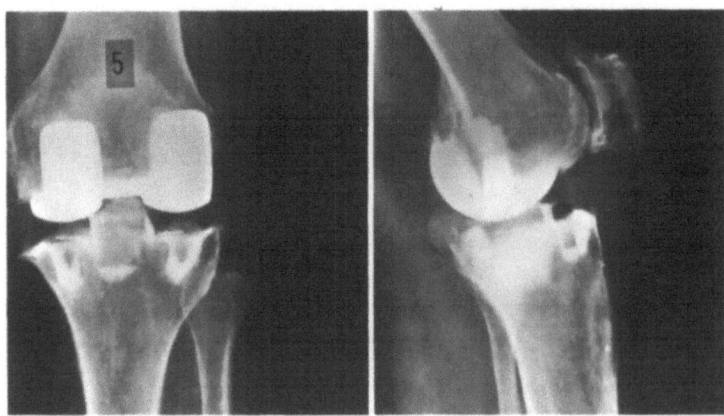

Abb. 3.53. Kniegelenkersatz

3.9.1.2 Kniegelenkersatz

Die Prothetik im Bereich des Kniegelenkes ist mit größeren Komplikationen als im Hüftgelenk behaftet. Bei allen gelenkzerstörenden Veränderungen am Kniegelenk mit noch intaktem Bandapparat kann man die prothetische Versorgung mit einer sog. Schlittenprothese durchführen. Diese besteht aus einem der Form des kondylus angepaßten Metallschlitten sowie einem Polyäthylenunterteil, welches im Tibiakopf verankert wird.

Entsprechend dem Gelenkverschleiß kann diese Prothese entweder als Teilprothese medial oder lateral, oder auch als beidseitiger Kondylengelenkersatz implantiert werden.

Nach dem Hüftgelenk ist das Kniegelenk mit am häufigsten von arthrotischen Veränderungen betroffen. Bezüglich der prothetischen Versorgung stößt man hier auf größere Probleme, da das Kniegelenk von seinem funktionellen Aufbau her komplizierter ist. Weiterhin ergeben sich noch größere Schwierigkeiten im Hinblick auf die Infektanfälligkeit, da das Gelenk nur von einem relativ geringen Weichteilmantel umkleidet ist.

Nach dem Grad der Zerstörung unterscheiden wir prinzipiell zwei Prothesentypen:

a) Bei intaktem Bandapparat können wir die Versorgung mit einer sog. Schlittenprothese durchführen. Diese besteht aus einem Metallschlitten, der in der Kondylengelenkfläche verankert ist. Dieser gleitet auf einem Polyäthylenunterteil.

Die Versorgung mit einer Schlittenprothese ergibt die Möglichkeit, bei entsprechend isolierter Zerstörung einer Gelenkhälfte den Ersatz nur medial oder lateral auszuführen.

b) Die Totalendoprothese des Kniegelenkes ist bei allen stärkeren Zerstörungen des Kniegelenkes, die auch mit einer Schädigung des Bandapparates einhergehen, angezeigt. Hierbei werden der kondyläre Kunstgelenkanteil sowie der künstliche Ersatz der Tibiakopfgelenkfläche jeweils mittels Metallschäften im entsprechenden Ober- oder Unterschenkelschaftbereich mit Zement verankert. Auf die einzelnen Prothesentypen wollen wir an dieser Stelle nicht eingehen. Die Vielzahl der Modelle weist ebenfalls auf die hier vorhandene Problematik hin.

3.9.1.3 Sprungelenkersatz

Auch für die Arthrose des oberen Sprunggelenkes wurde eine Totalendoprothese entwickelt. Da die Versteifung des oberen Sprunggelenkes im allgemeinen günstige Ergebnisse bringt, wird hiervon selten Gebrauch gemacht.

3.9.1.4 Prothetischer Ersatz im Bereich der Arme

Da die Gelenke der oberen Extremität geringeren Belastungen ausgesetzt sind, kommen arthrotische Veränderungen klinisch nicht in dem Maße zur Auswirkung wie die statisch belasteten Gelenke der Beine. Es ergibt sich hier demnach selten die Indikation zum prothetischen Ersatz.

a) Schultergelenk

Im Bereich des Schultergelenkes stehen Totalendoprothesen zur Verfügung. Die klinischen Ergebnisse nach einem derartigen Ersatz haben bisher noch nicht befriedigen können.

b) Ellenbogengelenk

Der Ersatz im Bereich des Ellenbogengelenkes wird in erster Linie mit Scharniergelenken vorgenommen. Die bisherigen derartigen Systeme sind jedoch nicht voll belastbar, da die Gefahr der mechanischen Lockerung, insbesondere bei kräftigen und körperlich arbeitenden Patienten, groß ist.

c) Fingergelenk

In der Rheumachirurgie wird die prothetische Versorgung arthritisch zerstörter Fingergelenke durchgeführt.

3.10 Schwerwiegende Komplikationen nach Frakturen

3.10.1 Allgemeine Erörterung

Zu den Komplikationen nach konservativer Frakturbehandlung zählen Bewegungseinschränkung durch Gelenkversteifung sowie Kontrakturen und Muskelathrophien nach langer Gipsruhigstellung. Pseudarthrosenbildungen sind nach nicht korrekter oder nicht möglicher Reposition (eingeschlagene Weichteile) nicht selten.

Von den Komplikationen nach operativer Behandlung ist das Auftreten einer Infektion als schwerwiegendste Folge anzusehen. Auch können bei der operativen Frakturbehandlung Falschgelenkbildungen, Fehlstellungen und Dystrophien entstehen.

3.10.2 Pseudarthrosen

Unter einer Pseudarthrose versteht man eine nicht eingetretene knöcherne Durchbauung im Frakturbereich. Im Allgemeinen sprechen wir von einer Pseudarthrose, wenn die knöcherne Durchbauung nach 8 Monaten nicht eingetreten ist.

Wir unterteilen die Pseudarthrose in:

a) Die vitale Pseudarthrose

Hierbei handelt es sich um eine biologisch reaktionsfähige Pseudarthrose. Darunter fällt die kallusreiche Elefantenfuß- und die kallusarme Pferdefußpseudarthrose.

b) Die avitale Pseudarthrose

Die Frakturenden sind hierbei nekrotisch. Es besteht ein knöcherner Defekt, die Ernährung der Fragmente ist nicht mehr gewährleistet; die biologische Aktivität zur knöchernen Ausheilung fehlt.

Klinik. Belastungsschmerzen, Instabilität, im Röntgenbild fehlende knöcherne Konsolidierung.

Therapie. Die Behandlung richtet sich nach der Art der Pseudarthrosen.

a) Bei der biologisch reaktionsfähigen Pseudarthrose ist die stabile Fixation durch ein Osteosyntheseverfahren erforderlich und zur knöchernen Ausheilung ausreichend.

b) Die Behandlung der biologisch nicht reaktionsfähigen Pseudarthrose muß weitreichender sein. Neben der auch hier erforderlichen Stabilisierung durch ein Osteosyntheseverfahren ist eine Auffrischung der Frakturenden sowie eine Dekortikation mit ausreichender Anlagerung von Spongiosa notwendig. Die Spongiosaübertragung erfolgt gewöhnlich vom Beckenkamm.

3.10.3 Achsenfehlstellungen

Die sowohl nach konservativer als auch operativer Frakturbehandlung verbliebenen ausgeprägteren, größeren Achsenfehlstellungen bedürfen der Korrektur, damit mechanisch ungünstige Beeinflussungen der benachbarten Gelenke vermieden werden. Bezüglich der Korrekturverfahren dürfen wir auf das entsprechende Kapitel der Korrekturosteotomien verweisen.

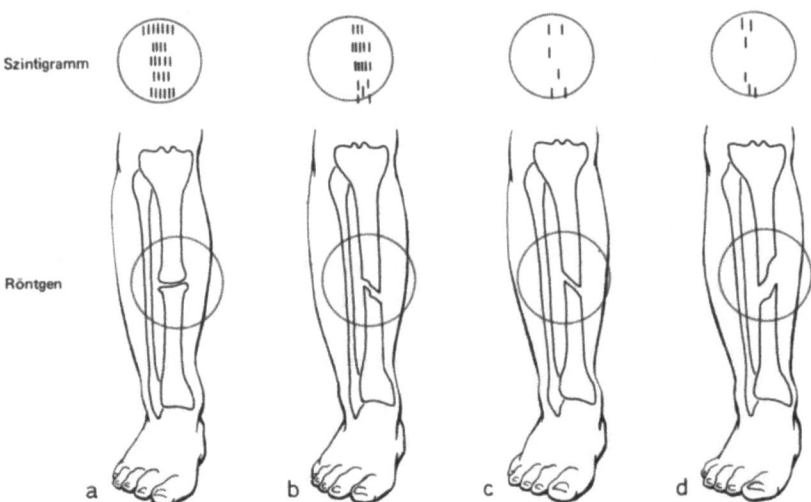

Abb. 3.54 a–d. Pseudarthrosen. **a** Hypertroph, vital, **b** hypotroph, vital, **c** hypotroph, avital, **d** Defektpseudarthrose

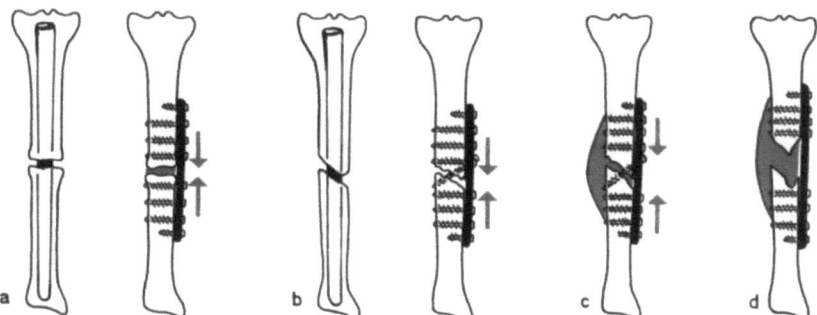

Abb. 3.55 a–d. Therapie der Pseudarthrose. **a** Hypertroph, vital: Stabilität (Marknagel, Kompressionsplatte, evtl. Fixateur externe; **b** hypotroph, vital: Stabilität (Marknagel, Kompressionsplatte); **c** hypotroph, avital: Stabilität (Platte) und Knochentransplantation (Spongiosa); **d** Defektpseudarthrose: Stabilität (Platte) und Knochentransplantation (Spongiosa, kortikospongiöser Span)

3.10.4 Gelenkversteifungen, Dystrophien

Die .hier genannten Komplikationen werden durch die modernen Osteosyntheseverfahren weitgehend vermieden. Bei korrekt durchgeführter krankengymnastischer Nachbehandlung sollten hierbei Muskelathrophien und Gelenkversteifungen nicht auftreten.

3.10.5 Osteomyelitis

Bei der Entstehung einer Osteomyelitis unterscheiden wir zwei Formen:
a) Die Entstehung auf hämatogenem Wege, auch als primäre Osteomyelitis bezeichnet.
b) Die Entstehung einer Knocheninfektion nach einem Trauma, auch als sekundäre Osteomyelitis bezeichnet.

3.10.5.1 Hämatogene Osteomyelitis

Die hämatogene Osteomyelitis kommt besonders bei Kindern und Jugendlichen vor und geht meist von einem Infektionsherd aus. Der Infektionsherd ist überwiegend in den gut vaskularisierten Metaphysen von Tibiafemur und Humerus lokalisiert.

Das Krankheitsbild der hämatogenen Osteomyelitis ist oft hoch- bis subakut. Innerhalb von Stunden entwickeln sich hohe Temperaturen mit Schüttelfrost und lokalen Erscheinungen, wie Rötung, Schwellung und heftigen Schmerzen der betroffenen Extremitäten. Bei der Entwicklung einer hochakuten, septischen allgemeinen Infektion liegt ein lebensbedrohlicher Zustand vor.

Lokal breitet sich der Eiterherd von der Metaphyse über die Havers-Kanäle auf das Periost aus; es kommt zu einer eitrigen Einschmelzung in der Kortikalis. Über einer periostalen Abszedierung bilden sich Fistelsysteme aus.

Das Röntgenbild zeigt innerhalb einiger Tage oder Wochen periostale Auflagerungen; es wird

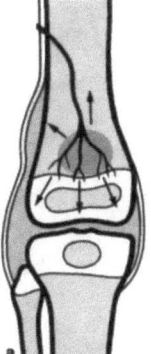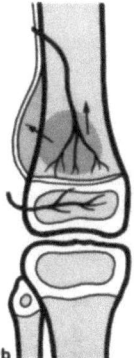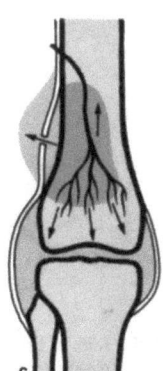

Abb. 3.56 a–c. Hämatogene osteomyelitis: Entstehung und Ausbreitung

eine vermehrte Sklerosierung als Zeichen einer verstärkten Knochenneubildung sichtbar. Abgestorbener Knochen kann durch eine Kallusmanschette umgeben sein; in diesem Falle sprechen wir von einem Sequester oder auch Totenlade. Wenn sich die Infektion über den Markkanal ausbreitet, bezeichnen wir dies als Markphlegmone.

Therapie. Bei ausgeprägter Allgemeininfektion sind in jedem Falle Antibiotika nach Austestung indiziert (Erregernachweis durch Blutkulturen). Der lokale knöcherne Befund erfordert ein radikales operatives Vorgehen mit Entfernung von abgestorbenen Weichteilen und Abtragung von nekrotischen Knochen, einhergehend mit einer ausgiebigen Drainage des infizierten Gebietes.

Eine Sonderform der hämatogenen Osteomyelitis findet sich in Form des sog. Brodie-Abszesses, der eine chronische Verlaufsform hat.

3.10.5.2 Sekundäre und posttraumatische Osteomyelitis

Im Gegensatz zur hämatogenen Osteomyelitis kennen wir hier keine bevorzugte Lokalisation. Die Erreger gelangen von außen in das Wundgebiet; die Infektion wird durch Serome oder Hämatome begünstigt, weiterhin vor allem

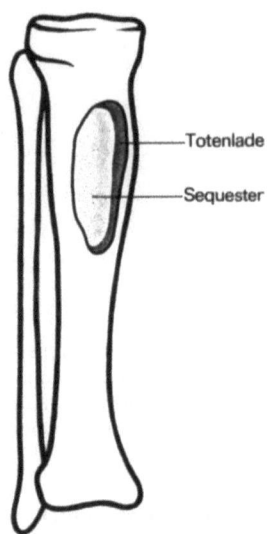

Abb. 3.57. Totenlade mit zentralem Sequester und umgebendem gesunden Knochengewebe

durch ausgedehnte Weichteilzerstörung. Begünstigend wirkt eine allgemeine Disposition, Resistenzminderung oder Allgemeinerkrankung, wie z. B. Diabetes mellitus. Als Erreger findet sich am häufigsten Staphylococcus aureus; im Prinzip ist das Erregerspektrum jedoch nicht begrenzt.

Röntgenologisch finden sich ebenfalls periostale Veränderungen, Sequester und Verdichtungen der Knochenkonturen durch Sklerosierungen.

Die Krankheitszeichen sind oft uncharakteristisch; es fehlt meist der hochakute Beginn.

Die Erkrankung beginnt überwiegend schleichend in Form von Entzündung, Schwellung und Schmerzen der verletzten Extremitäten.

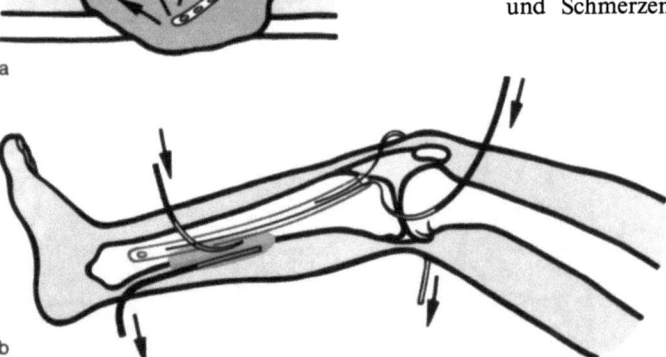

Abb. 3.58. a Prinzip der offenen Spül-Saug-Drainage; **b** Spül-Saug-Drainage des Markraumes bei exogener Osteomyelitis nach Marknagelung

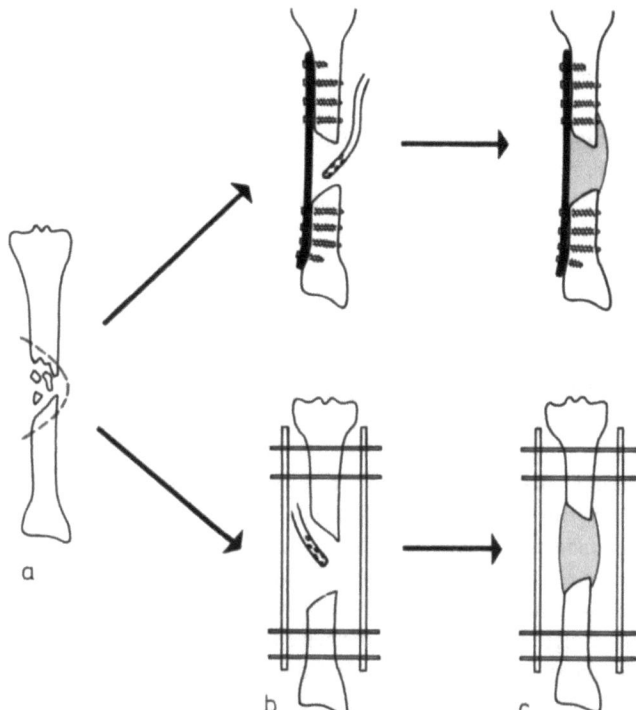

Abb. 3.59 a–c. Therapie der
Osteomyelitis bei Instabilität.
a Ausräumung, **b** Stabilisierung
Platte Fixateur externe und Spül-
drainage, **c** Auffüllung des Defektes
mit autologer Spongiosa

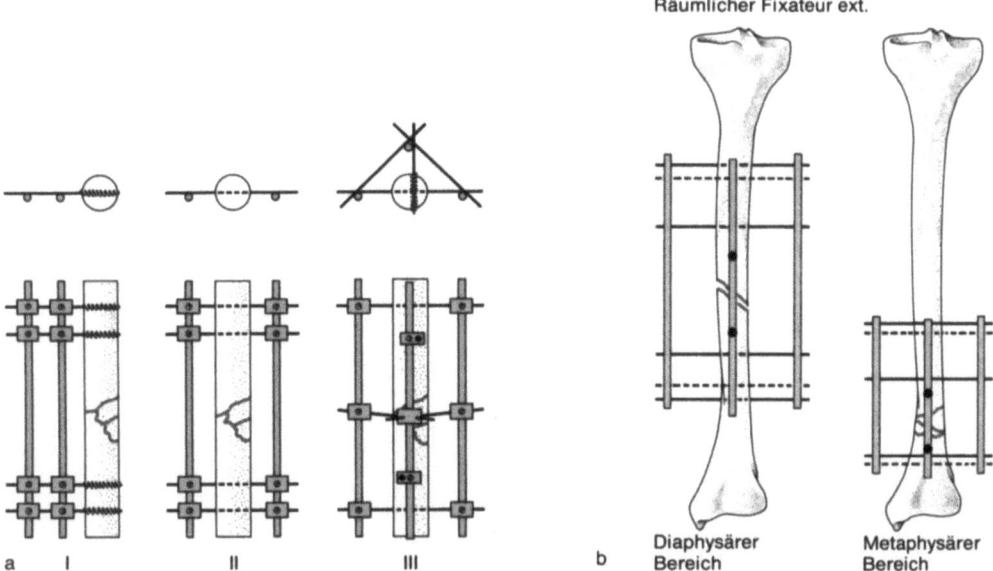

Abb. 3.60 a, b. Montagegrundformen bei der Fixateur-externe-Osteosynthese (Typ I, II, III)

Postoperativ nicht zurückgehende Temperaturen sind ein bedeutungsvoller Hinweis auf eine entstehende Osteomyelitis.

Therapie. Im Vordergrund der Therapie steht die breite Eröffnung des infizierten Gebietes. Infiziertes oder nekrotisch gewordenes Gewebe muß ausgiebig entfernt werden (Débridement). Selbstverständlich ist auch die Entfernung von nekrotisch gewordenem Knochengewebe (Sequestrotomie). Die sichere Drainage des Infektionsherdes ist unumgänglich. Diese kann als sog. Spül-Saug-Drainage abgewandelt werden. Unterstrichen sei nochmals die Bedeutung der Entfernung von entstehendem Sekret, da jeder Verhalt einen zusätzlichen Erschwernisfaktor für die Infektionsausheilung darstellt.
Entstandene knöcherne Defekte müssen durch eine Spongiosaplastik aufgefüllt werden. Die sichere Stabilisierung des Frakturbereiches ist unbedingte Voraussetzung für den einsetzenden Heilungsprozeß. Der alte Grundsatz, daß in jedem Fall alles Metall entfernt werden muß, ist nicht mehr gültig. Falls die Stabilisierung in unmittelbaren Frakturbereich nicht möglich ist, muß diese durch den Fixateur externe erfolgen. Nach Durchführung dieser lokalen Maßnahmen ist bei der posttraumatischen Osteomyelitis die antibiotische Therapie als ergänzende Maßnahme zu sehen.

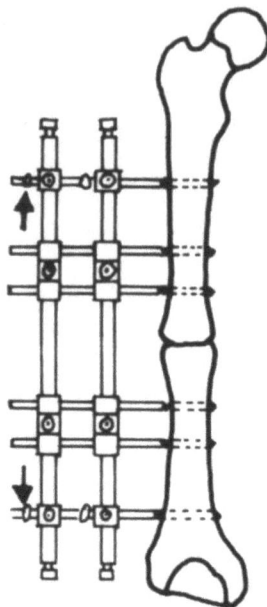

Abb. 3.61. Klammerfixateur als Beispiel einer externen Osteosyntheseform am Oberschenkel

Der Übergang zur chronischen posttraumatischen Osteomyelitis stellt auch heutzutage ein oft noch nicht befriedigend lösbares medizinisches Problem dar. Die Amputation einer verletzten Extremität ist manchmal trotz aller Therapiemaßnahmen nicht zu umgehen.

4. Anwendung der Richtlinien für die postoperative Behandlung und Pflege

4.1 Schienenlagerung und Ruhigstellung der operativ versorgten Extremitäten

Sachgerechte Lagerung der verletzten Extremität, insbesondere auch postoperativ, ist von entscheidender Bedeutung für den Heilverlauf. Eine falsche Lagerung führt zu unnötigen Komplikationen. Dies gilt insbesondere auch bei einer langfristigen Pflege. Ziel der Hochlagerung der operativ versorgten Extremität:

a) Förderung des venösen Rückflusses

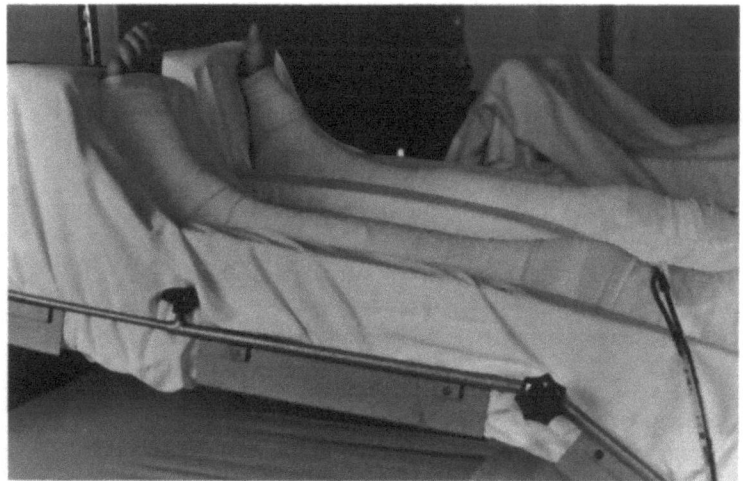

a

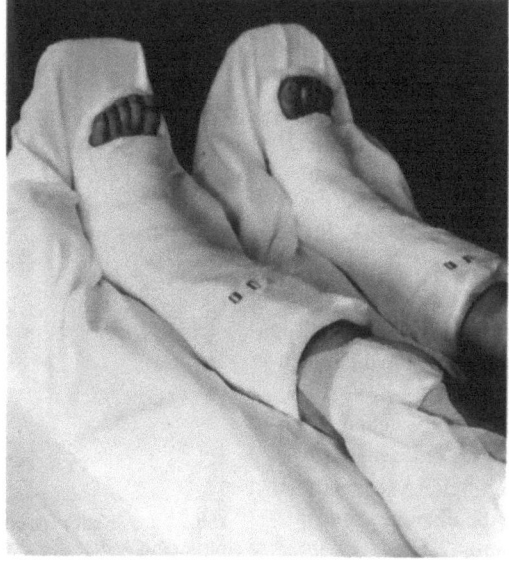

b

Abb. 4.1a, b.
Schienenlagerungen

b) Verhinderung und Reduktion von Ödemen. Für die Hochlagerung und Ruhigstellung einer verletzten Extremität stehen uns je nach Indikation zahlreiche verschiedenartige Schienen zur Verfügung:

- Schaumstoffschiene nach Keel
- Braun-Schiene
- Kramer-Schiene
- Volkmann-Schiene
- Ewerwahn-Schiene
- Krapp-Schiene
- Möglichkeiten der Lagerung auf Armkeilen
- Schleifbrett
- Oberarmabduktionsschienen.

4.2 Allgemeine Lagerung und Mobilisation des Patienten

Die sachgerechte Lagerung stellt sowohl bei konservativer wie auch bei operativer Behandlung eines Patienten eine entscheidende pflegerische Maßnahme dar.

Prinzipiell ist die Lagerung der Gelenke in Funktionsstellung vorzunehmen.

Durch diese Maßnahme wird eine bessere Ausgangsposition für die Mobilisation des Patienten und krankengymnastische Nachbehandlung geschaffen.

Mobilisation. Die frühe Mobilisation ist für den weiteren Heilverlauf von wesentlicher Bedeutung. An erster Stelle steht hier die Verhinderung von Thrombosen sowie Embolien, wobei heutzutage als ergänzende Maßnahme die medikamentöse Prophylaxe hinzukommt.

Die wichtigsten Medikamente in der Embolieprophylaxe sind:

- Heparin
- Coumarin
- Acetylsalicylsäurederivate.

Nach den letzten Erkenntnissen wird die Prophylaxe mit dem sog. Low-Dose-Heparin empfohlen. Dabei werden 2×5 bis 3×5 I. E. pro Tag eines Heparinderivates intrakutan in die Bauchhaut injiziert.

An mechanischen Maßnahmen stehen Kompressionsstrümpfe in den verschiedensten Ausführungen zur Verfügung. Beim Anlegen dieser Strümpfe sollten die Maßeinheiten grundsätzlich berücksichtigt werden.

Der zeitliche Ablauf der Mobilisation wird ärztlicherseits festgelegt. Der Mobilisationsbeginn sollte unter Anleitung einer Krankengymnastin erfolgen.

Es wird empfohlen, schrittweise vorzugehen:

- Sitzen auf dem Bettrand
- Stehen neben dem Bett
- Gehen auf Gehwegen
- Gehen an Gehstützen
- Gute Instruktion und Überwachung sind notwendig.

4.3 Drainagen des Wundgebietes

Sekretverhalt oder ein Hämatom im Wundbereich stellen eine erheblich erhöhte Infektionsgefahr dar.

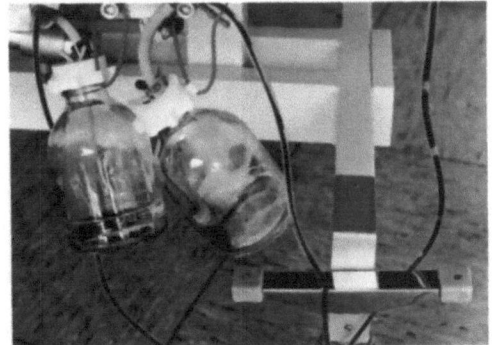

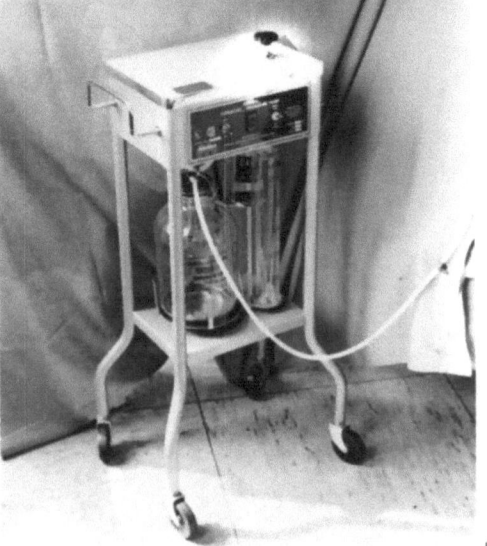

Abb. 4.2. a Redonflasche, **b** Absaugpumpe, intermittierend

Es kommt bei einer Raumforderung durch Verhalt zu einer verzögerten Wundheilung und gegebenenfalls zu einer ungünstigen Narbenbildung. Ergußbildungen in Gelenkbinnenräumen bewirken zudem eine Funktionseinschränkung. Die geschilderten Umstände machen eine Ableitung von Wundsekret über Drainagen erforderlich.

Die Drainagenableitung kann durch einen künstlich erzeugten Unterdruck erfolgen.

Es muß darauf hingewiesen werden, daß die Saugleistung einer Redonflasche starken Schwankungen unterliegt und mit zunehmender Füllung der Redonflaschen abnimmt. Eine ständige Kontrolle und bei Bedarf Auswechselung der Redonvakuumflaschen ist daher unerläßlich. Die Nachteile der Redonflaschen werden teilweise durch die Verwendung elektrischer Saugpumpen vermieden. Allerdings bestehen elektrische Saugpumpen aus einer aufwendigen Konstruktion, die wiederum wartungsanfällig ist.

Das Vakuum kann auf bestimmte Werte eingestellt werden. Weiterhin ist die Möglichkeit der intermittierenden Absaugung gegeben.

4.4 Kontrolle der Urinausscheidung

Eine regelmäßige postoperative Kontrolle der Urinausscheidung nebst Bilanzierung ist zumindest für die ersten Tage erforderlich.

Bei auftretenden Ausscheidungsschwierigkeiten und dem Versagen medikamentöser Therapie wird die Katheterisierung des betroffenen Patienten erforderlich. Eine weitere Indikation liegt bei Bewußtlosigkeit sowie bei Verletzungen an Blase und Harnröhre vor. Zur Durchführung sind bestimmte Kriterien unerläßlich. Dazu gehört als Grundvoraussetzung peinlichste Sterilität.

Zur Vereinfachung dieses Vorgehens stehen heutzutage die sog. Einmalartikelsets in den verschiedensten Zusammenstellungen zur Verfügung.

4.5 Verbandskontrolle und Gipskontrolle

Zur postoperativen Überwachung sind Verbands- sowie Gipskontrolle, insbesondere am ersten Operationstag, dringend erforderlich.

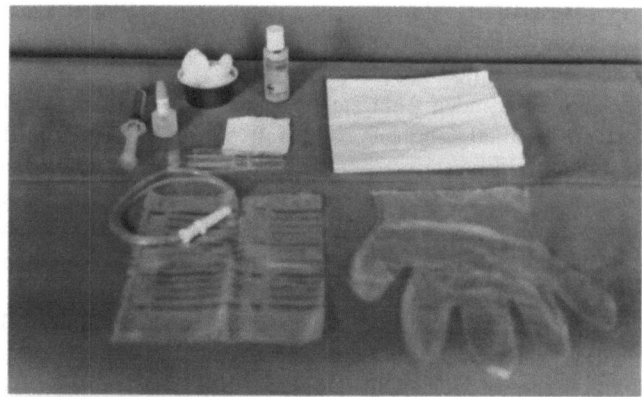

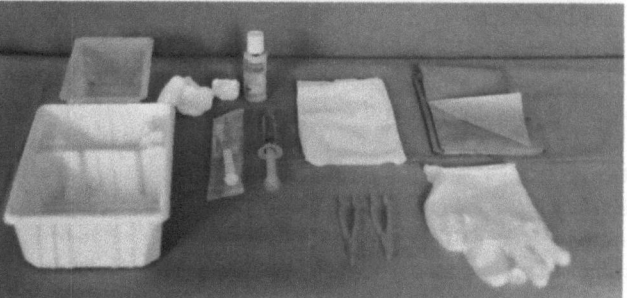

a

b

Abb. 4.3 a, b.
Sets zur Katheterisierung

Der erste postoperative Verbandswechsel wird in der Regel am 2. Tag unter steriler Voraussetzung vorgenommen.

Die moderne Nahttechnik (Donati-/Allgöwer-Naht) gestattet meist die offene Wundbehandlung ab dem 4. postoperativen Tag.

Laufende Desinfektion mit Merfen oder Merkorat.

Auf Hautreinigung und Desinfektion der Wundumgebung sollte Wert gelegt werden.

Das Fädenentfernen erfolgt am 10.–14. Tag nach der Operation (anatomische Pinzette, spitze Schere oder Skalpell).

Eine auftretende Nachblutung muß sofort erkannt, und die notwendigen Behandlungsmaßnahmen müssen eingeleitet werden. Meist gelingt es, durch einen Druckverband die Blutungen zu stillen, andernfalls ist eine Operation (Revision) mit ursächlicher Blutstillung notwendig.

Bei der Verbandskontrolle muß darauf geachtet werden, daß keine zirkulären Einschnürungen an einer Extremität vorliegen, da andernfalls eine Behinderung des venösen Rückflusses mit nachfolgend stärkerer Blutungsneigung im Wundgebiet bewirkt würde.

Verbände mit elastischen Binden müssen in der Weise ausgeführt sein, daß das Anwickeln streng von peripher her unter Einschluß der gesamten Extremität vorgenommen wird.

Zur vorübergehenden Ruhigstellung einer operierten Extremität kommen postoperativ in der Regel Gipsschienen in verschiedener Ausführung zur Anwendung. Es ist bei der Überwachung darauf zu achten, daß neurologische Ausfälle sowie Durchblutungsstörungen im Bereich der Endglieder nicht auftreten. Zur Vermeidung derartiger Komplikationen gehört neben der Hochlagerung der verletzten Extremität das Aufschneiden des Gipsverbandes, 6–8 h nach dem Anlegen.

4.6 Verbandsmaterial

Um eine fachgerechte postoperative Wundüberwachung zu gewährleisten, sind eine bestimmte Systematisierung der Verbandsmaterialien sowie Organisation des Verbandswagens unerläßlich.

Verbandswagen stehen in verschiedenen Ausführungen zur Verfügung. Prinzipiell müssen gute Übersichtlichkeit und sinngemäße Aufteilung des Verbandsmaterial und der Instrumente vorliegen.

Inhalt:

a) Instrumente:
Verbandsschere
anatomische Pinzette
chirurgische Pinzette
(Diese Instrumente müssen in sterilen Folien eingeschweißt sein.)
Sammelgefäß mit Desinfektionslösung
Nierenschale
sterile Handschuhe
Abwurf mit Einmalbehälter
Mundschutz
(Einmalkittel).

b) Verbandsmaterial:
Einmalkompressen in verschiedenen Abmessungen
(Standardgrößen sind   5 cm × 5 cm,
                        10 cm × 10 cm,
                        20 cm × 10 cm)
Spatel
Watteträger (steril)
Tamponade
Netzverband
Gittertüllverband
Wundschnellverband
elastische und halbelastische Binden
Papierbinden
Steifgazebinden
Pflastermaterial
Polsterwatte
Schaumstoffkompressen
Verbandsklammern
Stulpenverbände (Schlauchverbandsmull).

c) Desinfektionslösung:
gebräuchliche Lösungen sind
– Merfen
– Mercurochrom
Reinigungsbenzin

d) Medikation:
Salben
Puder
Lösungen
Kegel.

4.7 Dekubitus- und Kontrakturprophylaxe

a) Dekubitusprophylaxe

Bei der Entstehung von Druckgeschwüren wird das Gewebe durch Druck mangelhaft durchblutet. Es entstehen Druckmarkierungen sowie Hautrötungen bis zur Blutverfärbung der Haut (Nekrosen).

Besonders gefährdet sind vorspringende Körperteile, wie Fersen, Gesäß, Schulterblätter, Dornfortsätze und Wadenbeinköpfchen.

Das Entstehen eines Druckgeschwüres hängt von der Dauer der Druckeinwirkung ab. Besonders gefährdet sind polytraumatisierte, bewußtlose oder querschnittsgelähmte Patienten, sowie Patienten mit erheblichen Durchblutungsstörungen. Die kleinsten Anzeichen einer Druckschädigung müssen beobachtet werden, da eine sofortige Druckentlastung die Entstehung eines Geschwüres verhindern kann.

Um eine zielgerechte Dekubitusprophylaxe zu betreiben, sind bestimmte lagerungstechnische Gesichtspunkte zu beachten.

Zahlreiche Verfahren werden angegeben:
- Lagerung auf Wasserkissen
- Lagerung auf Wechseldruckmatratzen
- Lagerung auf Quadermatratzen
- Lagerung auf dem Striker-Bett
- Lagerung auf dem Drehbett
- Lagerung auf Schaumstoffmatratzen einschließlich Moltoprenschaumstoffplatten.

Ein zusätzlicher Entlastungseffekt läßt sich durch Ausschneidungen an besonders gefährdeten Körperstellen erreichen.

Als weitere Hilfsmittel der Dekubitusprophylaxe finden noch Fersenringe, Polsterkeile, Polsterkissen einschließlich Polsterwatte usw. ihre Anwendung.

Hautpflege. Im Zusammenhang mit der Dekubitusprophylaxe sei auf die Bedeutung einer sachgerechten Hautpflege hingewiesen. Eine gute Hautpflege fördert die Durchblutung und macht die Haut widerstandsfähiger.

Es muß darauf geachtet werden, daß die Haut sorgfältig getrocknet wird, um Feuchtigkeitskammern zu vermeiden, die wiederum eine Geschwürbildung fördern können.

b) Kontrakturprophylaxe

Unter einer Kontraktur versteht man eine Funktionseinschränkung eines Gelenkes. Diese kann zum einen durch eine Verkürzung der das Gelenk umgebenden Weichteile, wie Muskel, Gelenkkapsel, Sehnengewebe und zum anderen durch eine teilweise oder weitgehende Überbrückung des Gelenkspaltes hervorgerufen werden.

Je nach der Stellung im Gelenk kann man Beuge- oder Streckkontrakturen unterscheiden.

Eine Kontraktur entsteht vorzugsweise in Entlastungsstellung des Gelenkes.

Bei neurologischen Störungen ergibt sich weiterhin eine Beeinflussung durch Störungen im neuromuskulären Gleichgewicht. Zu den letztgenannten würde man die spastischen Kontrakturen zählen.

Ein eigenes Krankheitsbild stellt die sog. Volkmann-Kontraktur dar. Mit diesem Ausdruck werden in der Regel Folgeschäden im Bereich des Unterarmes und der Hand bezeichnet, die bei nicht sachgerechter Behandlung nach Frakturen und Luxationen im Bereich des Ellenbogengelenkes entstehen.

Zur Kontraktur neigen insbesondere Patienten mit neurologischen Anfällen und Störungen, Patienten mit entzündlichen, degenerativen oder traumatischen Gelenkveränderungen. Bekannt ist die Tendenz von verbranntem Gewebe zur Kontrakturbildung.

Maßnahmen zur Verhinderung von Kontrakturen. In Anbetracht der schweren, meist nicht rückgängig zu machenden Auswirkung einer Kontraktur auf die Gelenkfunktion ist entscheidender Wert auf die Prophylaxe zu legen. An erster Stelle ist die krankengymnastische Nachbehandlung zu nennen. Meistens ergibt sich durch die Anwendung der Osteosynthese die Möglichkeit des frühzeitigen Beginns derartiger Behandlungsmaßnahmen. Zur weiteren Prophylaxe dienen insbesondere die Lagerungstechniken unter Zuhilfenahme der verschiedenen Schienen und Polstermöglichkeiten. Auf die Möglichkeit der verstellbaren Schienen, die eine abwechselnde Streckung und Beugung ermöglichen (z. B. zweistündliche Positionsänderung und Verstellung des Kniegelenkes) sei noch hingewiesen.

4.8 Weitere Ruhigstellung durch Anlegen eines Gipsverbandes

Durch die modernen Osteosyntheseverfahren ist eine ausschließliche Gipsbehandlung der Frakturen selten geworden. Eine Ruhigstellung nach Osteosyntheseoperation wird postoperativ meistens kurzzeitig angewandt, um Schwellungen und Fehlstellungen der Gelenke (z. B. Spitzfußstellung) zu vermeiden. Eine Ruhigstellung von wenigen Tagen ist dabei ausreichend, um die Vorteile der Osteosynthese, nämlich die frühfunktionelle Behandlung, zu nutzen.

Nach operativ versorgten Bandverletzungen, insbesondere im Bereich des Kniegelenkes, wird häufig nach etwa 1 Woche eine kurze Bewegungstherapie mit vorsichtig geführten Bewegungen vorgenommen, wobei die Extremität während der Behandlungszeit aus der entsprechenden Gipsschiene herausgenommen wird. Nach der Fädenentfernung wird dann bis zur Konsolidierung der Bandplastik ein Rundgips angelegt.

Um über einen längeren Zeitraum vorzubeugen (z. B. nach noch nicht eingetretener Radialisfunktion), werden Schienen verordnet, die heute meist aus Kunststoff bestehen. Um Fußfehlformen vorzubeugen, können entsprechende Nachtschienen angelegt werden.

4.9 Krankengymnastische Nachbehandlungsmaßnahmen

Im Vordergrund der Nachbehandlungsmaßnahmen steht der Erhalt bzw. Wiedergewinn der Funktion der verletzten Gliedmaßen.

Die Behandlungsmaßnahmen sind eine notwendige und unentbehrliche Ergänzung nach der operativen Frakturenbehandlung. Die früher häufig beobachteten Gelenkeinsteifungen sollten heute nach konsequenter Behandlung nicht mehr auftreten.

Neben der unumgänglichen Atemgymnastik wird postoperativ bereits am ersten Tag unter Anleitung einer Krankengymnastin mit isometrischen Anspannungsübungen begonnen. In der Folgezeit stehen zunächst geführte aktive Bewegungen im Vordergrund, die im späteren Verlauf in eine selbsttätige aktive Bewegungstherapie übergeleitet werden.

4.10 Gehschule und Gehhilfen

Auch nach operativer Frakturbehandlung ist eine vorzeitige Belastbarkeit der Extremitäten nicht gegeben.

Bei der operativen Versorgung einer der unteren Gliedmaßen ist deren Entlastung oft für 8–12 Wochen notwendig. Um dennoch die Mobilisierung des Patienten zu gestatten, ist das Gehen mit Entlastungsmaßnahmen möglich.

Es bietet sich das Gehen zum einen im Gehwagen und zum anderen unter Zuhilfenahme von Gehstützen an. Postoperativ wird zunächst der entlastende Gang im Gehwagen unter Aufsicht eines Gehschullehrers geübt. Bei sicherem Gang im Gehwagen schließt sich das Gehen mit Unterarmgehstützen an (bei zusätzlicher Verletzung der Arme Achselgehstützen).

Zur völligen Entlastung einer Extremität ist das Gehen im Drei-Punkte-Gang zu erlernen. Hierbei werden zunächst beide Stöcke vor den Körperschwerpunkt gestellt, das kranke Bein wird vorgesetzt und unter Belastung der beiden Stützen das gesunde Bein nachgesetzt. Die Belastung wird vom gesunden Bein aufgenommen und beide Stützen wieder vorgesetzt. Das Gewicht wird entweder auf beide Armstützen oder auf das gesunde Bein gelegt.

Bei Teilbelastbarkeit kommt der Gang mit einer Gehstütze zur Anwendung.

Soll z. B. das linke Bein entlastet werden, so wird das Gewicht teilweise durch die rechte Unterarmstütze aufgefangen.

4.11 Übungsbehandlung in der Beschäftigungstherapie

Durch spezielle Übungsbehandlungen und gegebenenfalls Hilfsmittel kann die Beschäftigungstherapie gezielt der Wiederherstellung des Patienten nach Krankheit und Unfall dienen. Sie trägt dazu bei, die Funktion verletzter Gliedmaßen wiederherzustellen und die Geschicklichkeit der Bewegungsabläufe zu verbessern.

Aufgabenstellung der Beschäftigungstherapie durch ein Rahmenprogramm:

a) Aktivierungstherapie mit geistigen, musischen und haushaltspraktischen Schwerpunkten.

b) Funktionstherapie mit dem Schwerpunkt auf der Gelenkmobilisation und dem Selbsthilfetraining.

c) Werktherapie mit ihrem Schwerpunkt auf der vollwertigen, konkurrenzfähigen manuellen Arbeit.

d) Gesprächstherapie.

Zielsetzung der funktionellen Beschäftigungstherapie:

— Gelenkmobilisation
— Muskelkräftigung
— Durchblutungsförderung
— Besserung der Koordination
— Abhäutung von Narbengewebe
— Erlernung von Ersatzfunktionen
— Vorbereitung auf Rehabilitationsmaßnahmen
— Schienenversorgung (Lagerungsschienen bei drohenden Kontrakturen verschiedener Genese)
— Selbsthilfetraining.

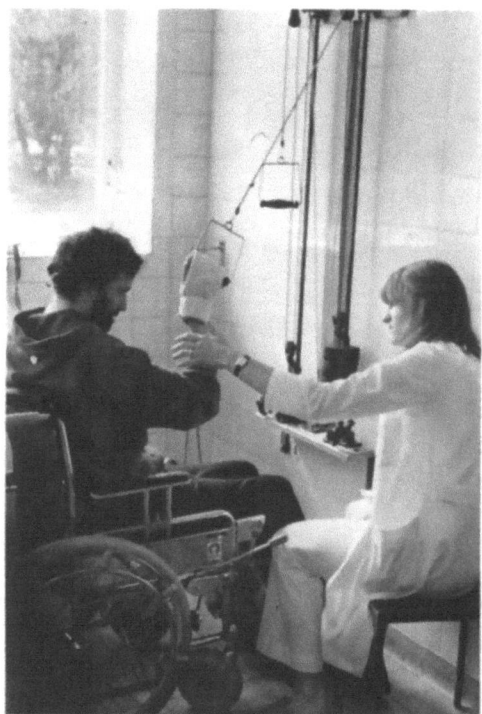

a

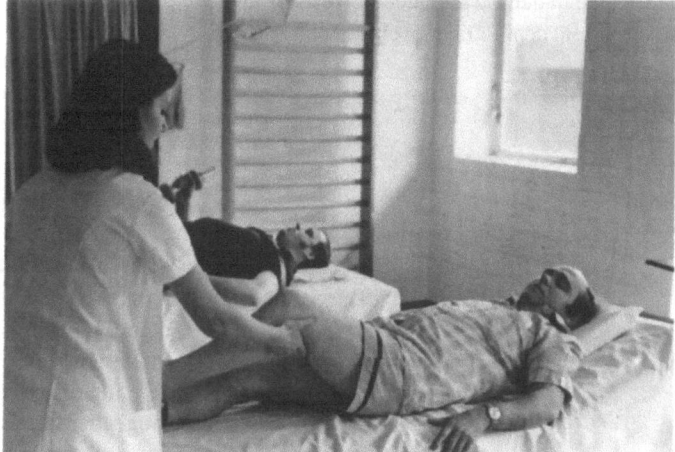

Abb. 4.4 a, b
Krankengymnastik   b

Bei der Durchführung der funktionellen Beschäftigungstherapie kann z. B. für beinbehinderte Patienten ein Kufenwebstuhl so eingerichtet werden, daß durch das Beugen und Strecken des Kniegelenkes der Webvorgang ausgelöst wird. Zum Training von Rücken-, Schulter- und Armmuskulatur wird ein Webrahmen an einer hierfür konstruierten Einrichtung so hoch gehängt, daß unter anderem durch die Streckung eine Kräftigung der Muskulatur erreicht wird.

Zur Beübung von Hand- und Fingermuskulatur stehen viele Techniken zur Verfügung, die unter Berücksichtigung der Behinderung ihre Anwendung finden, z. B. Tonarbeit — Kneten und Formen des Materials — Flechten von Peddigrohr, Knüpfen und Weben, Holzarbeiten, Prothesentraining, Linksschreibübungen. Für Kinder besonders geeignet sind Papierreiß- und Klebearbeiten sowie Fingermalen.

Die durch diese Übungen entstehenden Arbei-

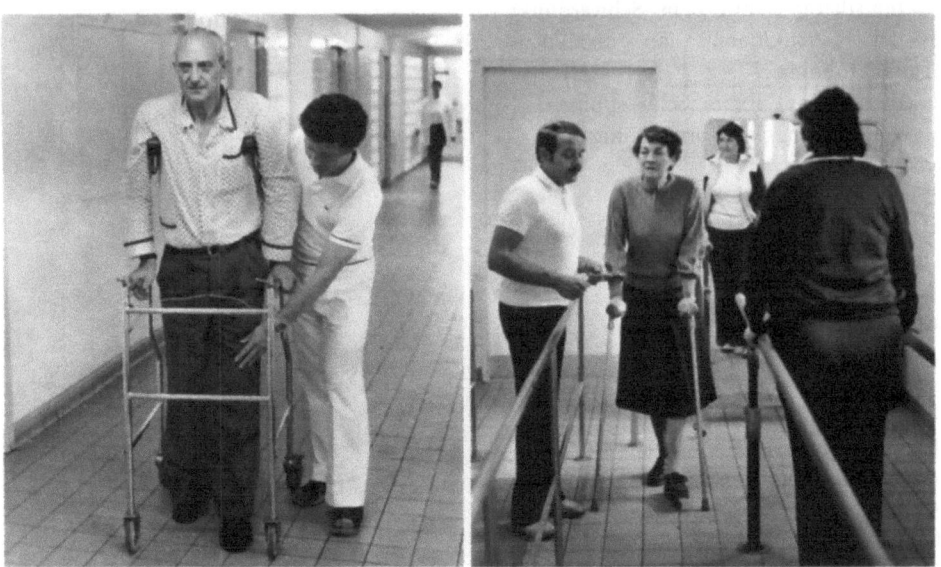

a · b

Abb. 4.5. a Gehversuche am Gehwagen, **b** Gehtbarren mit Spiegel zur Kontrolle des Gangbildes

ten — Gebrauchsgegenstände, wie z. B. Kissenhüllen, Tischsets, Tonkrüge, Lampen, Vasen und Körbe in den verschiedenen Ausführungen — vermitteln dem Patienten ein Erfolgserlebnis,

das Selbstwertgefühl wird gesteigert und der Gesundungswille dadurch wesentlich beeinflußt. Somit kann eine gezielt angewandte Beschäftigungstherapie insbesondere bei unfallverletzten Patienten mit ihren Behinderungen den Weg für eine berufliche Eingliederung vorbereiten.

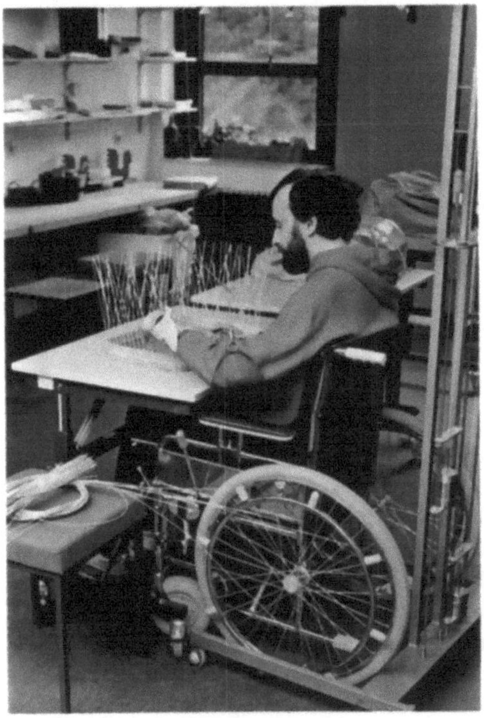

4.12 Rehabilitation

a) Medizinische Rehabilitation

Unter medizinischer Rehabilitation versteht man die optimale Wiederherstellung eines Behinderten unter umfassender Funktionsfähigkeit für das alltägliche Leben. Zu den hierfür möglichen medizinischen Maßnahmen zählen physiotherapeutische, krankengymnastische, medikamentöse und psychologische Behandlungen. Einen weiteren wichtigen Teil stellen die sog. wichtigen Hilfsmittel dar, dazu ein Beispiel in Abb. 4.6.

b) Berufliche Rehabilitation

Berufliche Rehabilitation im weiteren Sinne beinhaltet alle im Verlauf einer Rehabilitation ergriffenen Maßnahmen, die der Erreichung des Zieles der beruflichen Wiedereingliederung dienen. Eine solche Förderung läßt sich verwirk-

Abb. 4.6. Armhilfe eines Tetraplegikers beim Flechten

lichen, ohne daß dabei Widersprüche entstehen, da die berufliche Rehabilitation in ihrer Gesamtheit letztlich auch nur eine von vielen therapeutischen Maßnahmen ist, welche man zur Wiederherstellung des körperlichen und seelischen Wohlbefindens des Unfallverletzten einsetzt.

Möglichkeiten einer beruflichen Rehabilitation ergeben sich

1. Durch gezielte Planung der Wiedereingliederung in das Berufsleben durch Mitwirkung eines speziell ausgebildeten Berufshelfers
2. Durch Wiederanpassung des Unfallverletzten an seinen Arbeitsplatz,
3. Durch innerbetriebliche Umschulung,
4. Durch in einem Berufsförderungswerk für Behinderte durchgeführte berufliche Rehabilitation mit ausbildungsbegleitender Diagnostik, Therapie und Überwachung durch Ärzte, Psychologen und Pädagogen.

c) Soziale Rehabilitation

Medizinische und berufliche Rehabilitation werden ergänzt durch die soziale Eingliederung eines Behinderten, wobei diese drei Faktoren naturgemäß ineinander greifen.

Bei einem Teil der Verletzten tritt die soziale Eingliederung zwanglos nach vollendeter medizinischer und beruflicher Rehabilitation ein. Bei anderen ist dagegen eine ständige fürsorgliche Betreuung notwendig. Der Behinderte soll sich schließlich als vollwertiges Glied der Familie und als gleichberechtigter Partner der menschlichen Gesellschaft fühlen. Einen wichtigen positiven Beitrag zur Selbstwerthebung eines Behinderten stellen die Versehrtensportvereine dar. Hier werden je nach den verbliebenen Fähigkeiten, insbesonders wettkampfmäßige Sportarten ausgeübt, wobei sogar auf internationaler Ebene Olympische Spiele für Versehrte ausgetragen werden.

5. Quellenangaben für Abbildungen

Faß· Lehrbuch der Chirurgie, Springer-Verlag Berlin Heidelberg New York 1976: Abb. 1 1 – Abb. 36, Seite 65; Abb. 2 4 – Abb. 65, Seite 134;

Heidelberger Taschenbücher, Bd. 145, 2. Auflage, Burri et al : Unfallchirurgie, Springer-Verlag Berlin Heidelberg New York 1976:
Abb. 1.2 – Abb. 71, Seite 116; Abb 1.3 – Abb 79, Seite 131; Abb 1 4 – Abb. 76, Seite 124; Abb. 1 5 – Abb. 78, Seite 129, Abb. 3.1 – Abb. 72, Seite 119; Abb. 3 11 – Abb. 43, Seite 48, Abb. 3.21 – Abb. 58, Seite 95; Abb 3.34 – Abb. 35 a–d, Seite 75, Abb 3.39 – Abb 98, Seite 156; Abb. 3.40 – Abb. 99 + 100, Seite 158, Abb 3.54 – Abb 67, Seite 110, Abb. 3.55 – Abb 68, Seite 111; Abb. 3.59 – Abb. 70 a–c, Seite 114

Heberer/Köle/Tscherne: Chirurgie, 3 Auflage, Springer-Verlag, Berlin Heidelberg New York 1980
Abb. 2.1 – Abb. 9-2, 9-3, Seite 85; Abb. 2 31 1 – Abb. 25–59 a, Seite 561, Abb. 2.35 – Abb. 25–44, Seite 546; Abb. 3.4 – Abb. 25–24, 25–27, 25–28 a–d, Seiten 533, 534, 535, Abb 3 5 – Abb. 25–37 a–e, Seite 540, Abb. 3.7 – Abb 25–33 a–d, Seite 537; Abb. 3.8 – Abb 25–77, 25–78, Seiten 573, 574; Abb. 3.17 – Abb. 25–22 a–f, Seite 530; Abb. 3.19 – Abb. 25–92 a–d, Seite 585; Abb. 3 42 – Abb. 25–66, Seite 568; Abb. 3.43 – Abb. 25–68, Seite 569, Abb. 3 44 – Abb. 25–69, Seite 569; Abb. 3.45 – Abb. 25–73, Seite 571, Abb. 3.46 – Abb. 25–67, Seite 568; Abb. 3.56 – Abb 25–114, Seite 609; Abb. 3 57 – Abb. 25–115, Seite 610; Abb. 3.58 – Abb. 25–120, 25–121, Seiten 612, 613

Kliniktaschenbücher, Freuler/Wiedmer/Bianchini: Gipsfibel 1, Springer-Verlag Berlin Heidelberg New York 1975:
Abb. 2.7 – Seite 86 + 88, Abb. 2.10 a – Seite 14; Abb. 2 11 b–d – Seite 24, Abb. 2.21 – Seite 96; Abb. 2.39 a + b – Seite 90,

Kliniktaschenbücher, Wiedmer/Freuler/Bianchini: Gipsfibel 2, Springer-Verlag Berlin Heidelberg New York 1976:
Abb 2.33 – Seite 92

Müller et al.: Manual der Osteosynthese, 2. Auflage, Springer-Verlag Berlin Heidelberg New York 1977:
Abb. 3.9 – Abb. 167 A + B, Seite 207; Abb. 3.10 – Abb. 167 C, Seite 207; Abb. 3.23 – Abb. 243 b–c, Seite 287; Abb 3.24 – Abb. 244, Seite 289; Abb. 3.32 – Abb. 126 a, c, Seite 173; Abb. 3.36 – Abb. 150, 153, Seite 193, Abb 3.41 – Abb. 163, Seite 201

Die Frakturenbehandlung bei Kindern und Jugendlichen (Weber et al.), Springer-Verlag Berlin Heidelberg New York 1979.
Abb. 3.25 – Abb 6 a + b, 8 a + b, Seiten 379, 380; Abb. 3 27 – Abb. 1, Seite 389; Abb. 3.30 – Abb 4, Seite 89; Abb. 3 33 – Abb. 4, Seite 123, Abb. 3.35 – Abb 24, 29, Seiten 176, 179, Abb. 3.38 – Abb. 24 a, Seite 198

6. Sachverzeichnis

Sachverzeichnis

Fachschwester Fachpfleger

Operative Medizin

Herausgeber: G. Gille, B. Horisberger, B. Kaltwasser, K. Junghanns, R. Plaue

J. Hamer, C. Dosch
Neurochirurgische Operationen

Weiterbildung
Mit einem Geleitwort von K. Junghanns
1978. 80 Abbildungen. IX, 78 Seiten
DM 28,–
Mengenpreis ab 20 Exemplare: DM 22,40
ISBN 3-540-08631-5

W. Saggau, T.-R. Billmaier
Herz- und Gefäßoperationen

Weiterbildung
1979. 110 Abbildungen. VIII, 104 Seiten
DM 36,–
Mengenpreis ab 20 Exemplare: DM 28,80
ISBN 3-540-08735-4

J. Menzel, B. Dosch
Neurochirurgie

Prae- und postoperative Behandlung
und Pflege. Fortbildung
Geleitwort von K. Junghanns
1979. 40 Abbildungen, 1 Tabelle. IX, 48 Seiten
DM 29,50
Mengenpreis ab 20 Exemplare: DM 23,60
ISBN 3-540-09284-6

H. W. Asbach, C. Herrmann-Schüssler, M. Lorenz
Urologie

Prae- und postoperative Behandlung
und Pflege. Fortbildung
1980. 29 Abbildungen, 6 Tabellen.
IX, 60 Seiten
DM 32,–
Mengenpreis ab 20 Exemplare: DM 25,60
ISBN 3-540-09835-6

Fortbildung
(ehemals Fachschwester/Fachpfleger)

G. Feldkamp, E. Koch
Der Brandverletzte

Behandlung, Pflege, Organisation
Mit einem Geleitwort von J. Rehn
1981. 60 Abbildungen. XI, 97 Seiten
DM 39,80
Mengenpreis ab 20 Exemplare: DM 31,90
ISBN 3-540-08734-6

G. Heberer, W. Köle, H. Tscherne
Chirurgie

Lehrbuch für Studierende der Medizin
und Ärzte
Mit erweitertem Hinweisindex zum Gegen-
standskatalog
Unter Mitarbeit zahlreicher Fachwissenschaftler
3., überarbeitete und erweiterte Auflage. 1980.
502 zum größten Teil farbige Abbildungen,
109 Tabellen. XXIX, 718 Seiten
Gebunden DM 68,–
ISBN 3-540-09806-2

Indikation zur Operation

Herausgeber: G. Heberer, L. Schweiberer
Mit Beiträgen von zahlreichen Fachwissen-
schaftlern
2., völlig neubearbeitete und erweiterte
Auflage. 1981. Etwa 312 Abbildungen,
etwa 200 Tabellen. Etwa 1070 Seiten
Gebunden DM 428,–
ISBN 3-540-10385-6

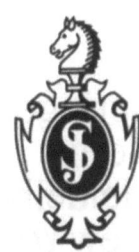

Springer-Verlag
Berlin
Heidelberg
New York

A. Lüdtke-Handjery
Gefäßchirurgische Notfälle
1981. 59 Abbildungen, 19 Tabellen.
XIV, 244 Seiten (Kliniktaschenbücher)
DM 29,80
ISBN 3-540-10471-2

H. R. Mittelbach, S. Nusselt
Die verletzte Hand
Ein Vademecum für Praxis und Klinik
4., neubearbeitete Auflage. 1979. 215 Abbildungen in 354 Einzeldarstellungen von
J. Mittelbach. XVII, 277 Seiten
DM 34,-
ISBN 3-540-09474-1

Operationstechnik und technische Hilfsmittel in der Chirurgie
Vorträge der 146. Tagung der Vereinigung
Niederrheinisch-Westfälischer Chirurgen
vom 27. bis 29.9.1979 in Münster/Westfalen
Herausgeber: H. Bünte, R.-D. Keferstein
1981. 183 Abbildungen, 85 Tabellen.
Etwa 320 Seiten
DM 130,-
ISBN 3-540-10450-X

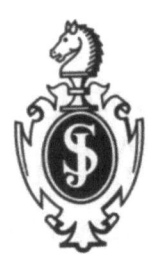

Springer-Verlag
Berlin
Heidelberg
New York

Hefte zur Unfallheilkunde
Beihefte zur Zeitschrift
„Unfallheilkunde/Traumatology"
Herausgeber: J. Rehn, L. Schweiberer

Heft 136: F. E. Müller
Die Infektion der Brandwunde
1979. 18 Abbildungen, 12 Tabellen.
IX, 57 Seiten
DM 32,-
ISBN 3-540-09354-0

Heft 142: P. Hertel
Verletzung und Spannung von Kniebändern
Experimentelle Studie
1980. 61 Abbildungen, 25 Tabellen.
VII, 94 Seiten
DM 40,-
ISBN 3-540-09847-X

Heft 145: G. Lob
Chronische posttraumatische Osteomyelitis
Tierexperimentelle und klinische Untersuchungen zu einer oralen antibakteriellen
Vaccination
1980. 19 Abbildungen, 23 Tabellen.
IX, 108 Seiten
DM 48,-
ISBN 3-540-09946-8

Heft 147: L.-J. Lugger
Der Wadenbeinschaft
1980. 69 Abbildungen, 10 Tabellen.
VIII, 100 Seiten
DM 38,-
ISBN 3-540-10421-6

Heft 149:
Verletzungen der Wirbelsäule
13. Reisensburger Workshop zu Ehren
von H. Willenegger, 14.-16. Februar 1980
Herausgeber: C. Burri, A. Rüter
Unter Mitarbeit zahlreicher Fachwissenschaftler
1980. 1 Porträt, 168 Abbildungen, 38 Tabellen.
XIII, 270 Seiten
DM 89,-
ISBN 3-540-10202-7

R. Vibrio cholerae in the environment.
Studies in epidemiology.
Edited by Rita R. Colwell.
With contributions by numerous experts.
New York, Oxford: Elsevier/North Holland,
Amsterdam Oxford: Elsevier/North Holland,
c1980. 130 p.